JN198392

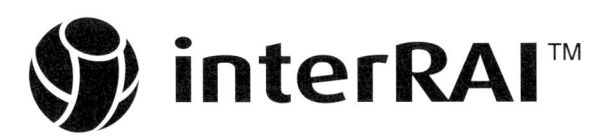

interRAI Assessment System Palliative Care (PC)

# インターライ方式
# 看取りケアのためのアセスメントとケアプラン

**著**

Trevor Frise Smith, Knight Steel, Brant E. Fries, John N. Morris,
Pauline Belleville-Taylor, Nancy Curtin-Telegdi, Dinnus Frijters,
John P. Hirdes, Gunnar Ljunggren, Katharine M. Murphy, Sue Nonemaker,
Terry Rabinowitz, Miel Ribbe, Eva Topinková, Shannon Freeman

**監訳**

池上　直己　interRAI Fellow／NPO 法人インターライ日本 理事長／慶應義塾大学 名誉教授

**翻訳**

佐々木晶世　公益財団法人ダイヤ高齢社会研究財団　主任研究員
石橋　智昭　公益財団法人ダイヤ高齢社会研究財団　研究部長
高野　龍昭　東洋大学福祉社会デザイン学部　教授
二宮　彩子　城西国際大学看護学部　教授
廣岡　佳代　東京科学大学大学院保健衛生学研究科　准教授
五十嵐　歩　東京大学大学院医学系研究科　准教授
小野　恵子　青森県立保健大学健康科学部　准教授
金田　明子　横浜市立大学医学部　准教授
土屋瑠見子　公益財団法人ダイヤ高齢社会研究財団　主任研究員

**医学書院**

interRAI Palliative Care (PC) Assessment Form and User's Manual, 9.1
©interRAI 2002-2010
Trevor Frise Smith, Knight Steel, Brant E. Fries, John N. Morris, Pauline Belleville-Taylor, Nancy Curtin-Telegdi, Dinnus Frijters, John P. Hirdes, Gunnar Ljunggren, Katharine M. Murphy, Sue Nonemaker, Terry Rabinowitz, Miel Ribbe, Eva Topinková

interRAI Palliative Care Clinical Assessment Protocols (CAPs), 9.1
© interRAI 2013
Knight Steel, Trevor Frise Smith, John N. Morris, Shannon Freeman, John P. Hirdes, Nancy Curtin-Telegdi

**免責事項**

インターライ，出版社，および著者のいずれも，包括的で適切なケアの代わりとして本書が利用されるという意図は持っていない。提供される情報が正確で最新であるように，考えうるあらゆる努力がなされた。しかし，利用者の医師，あるいは権限を有する臨床家は，処方する前に薬剤や治療に関する情報が適切であるかどうかを検証するべきである。

**インターライ方式**
**看取りケアのためのアセスメントとケアプラン**
発　行　2024年12月1日　第1版第1刷
監　訳　池上直己
　　　　特定非営利活動法人 インターライ日本
発行者　株式会社　医学書院
　　　　代表取締役　金原　俊
　　　　〒113-8719　東京都文京区本郷1-28-23
　　　　電話　03-3817-5600（社内案内）
印刷・製本　アイワード

# 日本版の序

## インターライ方式について

インターライ方式は，20カ国の研究者（フェロー）で構成されるinterRAI（インターライ：本部は米国）がICF（国際生活機能分類）の理論的枠組みに準拠して開発した国際標準のアセスメントツールである。具体的には，身体機能や障害を表す「心身の機能と構造」およびADLや活動の範囲等を表す「活動」のみならず，生活や人生の各場面への関わりを捉える「参加」の側面までをカバーしている。したがって，アセスメント項目は専門職者のそれぞれの視点に偏らない包括的なものとなっており，アセスメント担当者が福祉職の場合には医療的知識を補い，医療職の場合には福祉的知識を補う。そのうえ共通の言語によって構成されているので，職種間での情報の共有を容易にする。

もう1つの特徴は，全ての利用者に対して，ケアに役立つ情報を網羅的に把握できないので，利用者の評価（アセスメント）が階層的になっている点である。例えば「注意がそらされやすい」の項目がチェックされると，せん妄の可能性があるので，せん妄に対するケア指針（Clinical Assessment Protocols；CAP）を確認したうえで，ケアプランを作成するようになっている。

以上のように，インターライ方式は，利用者のケアニーズを見落としなく把握するための「アセスメント表」と，課題を分析するための「指針（ガイドライン）」によって構成されている。

インターライ方式は，世界の約40カ国で利用されており，日本においてはinterRAIフェローの池上直己（慶應義塾大学名誉教授，インターライ日本理事長）らにより，施設版（MDS2.1）と居宅版（MDS-HC2.0）が刊行された。そして次いで2011年には，これらの版を統合した『インターライ方式 ケア アセスメント』が医学書院より刊行された。同書を本書と併せて利用すれば，多職種協働によるシームレスなケア体制を構築することができよう。

## 看取りへの対応

介護施設や居住系サービス（グループホーム，サービス付高齢者向け住宅，有料老人ホーム等）における看取りニーズが高まっている。これに対応するために，国は2006年に看取り介護加算を新設し，施設や事業所における看取りへの対応が促された。さらに，2021年度介護報酬改定で施設等での看取り対応として「ACP（アドバンス・ケア・プランニング）の推進」が組み込まれ，介護現場はACPガイドラインに沿った対応が迫られている。

ACPとは，「あなたが大事にしていることや望んでいること，どこで，どのような医療・ケアを受けたいかを，自分自身で前もって考え，周囲の信頼する人たちと共有しておくこと」（厚生労働省，2023年）を指し，「人生会議」という言葉でも広まりつつある。しかし，介護や医療の現場では慢性的なマンパワー不足もあって，加算基準への形だけの対応にとどまっていることが多いのが現状である。今後はさらに，ACP推進のための具体的なアクションが求められるが，そのためには現場に即した看取りのケアとACP推進のための手法が不可欠である。

本書は，看取りにおいて必要な対応を，緩和ケアの観点から編集している。日本において緩和ケアは，一般にがん患者を対象として緩和ケア病棟で提供されるケアとして位置づけられているが，緩和ケアはがんに限らず，すべての看取り場面において必要な対応である。こうした理由により，本書は原題と異なり，『インターライ方式 看取りケアのためのアセスメントとケアプラン』とした。

本書においては，高齢者施設以外の看取り事例についての解説もあるが，これらは，介護施設においても参考にすべきである。たとえば，利用者に痛み・呼吸困難・褥瘡などがあれば，どのように対応するかを知識として習得すべきである。知識はこうした医療面への対応にとどまらず，残された家族に対する支援の方法などについても解説されている。

　本書のもう１つの特徴は，必要な知識を教科書としてではなく，利用者をアセスメントすることによって，実践的に学べるように工夫されている点である。たとえば，看取り場面では褥瘡ができやすいが，褥瘡ができた場合の対応方法が具体的に説明されている。こうした知識を介護現場で蓄積し，活用することによって，利用者とその家族に対する看取りのケアの質を高めることができる。

　ちなみに介護現場では，「アセスメント」という用語を，利用者を突き放し，寄り添うことを否定するような対応として受け取る傾向もある。だが，アセスメント表に従って体系的にアセスメントすることによって，はじめて利用者とその家族のニーズと思いに寄り添ったケアプランを作成できる。

　したがって，ニーズを体系的に把握することは，決して利用者の意向を軽視することではなく，むしろ正しく意向を把握するためにも必要な対応である。ちなみに，アセスメント表には，項目A10「本人のケアの目標」があり，評価する際は「サービスを受けることによって実現したいことはありますか」といった尋ね方が示されている。そして，目標が「残りの人生を自宅で過ごし，痛みをなくしたい」であれば，それをスタッフの解釈を入れずに，そのまま回答欄に記入するよう記入要綱で指示されている。

　また，呼吸困難や痛みがあれば，それについてアセスメントを行う日を含めて過去３日間に何日，どの程度で，どのような痛みであったかをそれぞれ評価するように求められている。このように緻密に評価することによって，対応後に呼吸困難や痛みがどの程度緩和されたかを正確に把握することができる。

　以上のように，本書を活用することによって，ACPに適切に対応し，利用者と家族の意向に沿った適切なケアの提供が可能となろう。翻訳するにあたって，介護施設に照準を置いたが，居宅における看取りの質を高めるためにも活用できる。

## 本書の特徴

　本書は，アセスメント表，CAP選定表，アセスメント表の記入要綱（利用マニュアル），およびCAP（ケア指針）により構成されている。

### ①アセスメント表

　A〜Qの17セクションから構成されている。基本情報（年齢，性別，診断名，本人のケア目標，予後についての認識など），健康状態（痛み，呼吸困難，疲労感など），栄養状態，皮膚の状態，認知，コミュニケーション，気分と行動，機能状態（ADLやIADL），治療とケアプログラム，意思決定と事前指示（最期を過ごす場所への希望など）などが包括的に含まれている。

### ②アセスメント表の記入要綱

　アセスメント項目の意図や回答に対する記入例などの事例が詳細に書かれ，アセスメントがスムーズに進むように工夫されている。

### ③CAPとCAP選定表

　アセスメントにおいて，支援を必要とする機能低下や問題を見つけるための「トリガー」と呼ばれる項目にチェックが入ると，さらに詳細に検討すべきCAPの領域が決まる。8種類あるCAPには，それぞれ必要な支援を行うためのガイドラインが書かれており，ガイドラインに沿って課題を見つけ，ケアプランに反映していく。この仕組みは，多様なニーズの中から行うケアの焦点を決めることが難しい看取り介護の現場の状況に即している。CAPにおいて，それぞれに対応策が網羅的に書かれているためページ数が多いが，各利用者において対応すべきCAPの数は限られており，また該当した場合も，必ずしもすべてに対応する必要はない。

　なお，本書の原版には，看取りケアが数日にとどまる場合に対応したアセスメント表も用意されているが，日本の介護現場には該当しないと判断し，日本版出版において割愛した。

　最後に，本書のアセスメント項目の多くは，居宅・施設の利用者を対象としたインターライ方式と同じ評価項目を用いているため，この方式を利用していれば，人生の最終段階に差し掛かった場合に，シームレスで継続的なケアを実現できる。なお，これまでにインターライ方式によるアセスメントを行ったことがない場合でも，アセスメントの方法からケアのガイドラインまでこの1冊で包含されているので，看取り場面に限って活用することもできる。

## 本書の活用場面
### ①介護施設への入所者に
　入所や入退院のタイミングでアセスメント表をもとに話し合い，記録を残すことで，心身の状況の変化に伴うACPの修正や追加が可能となる。施設入所時から定期的にアセスメントすることで，ACPの加算に対応した取り組みを行うことができる。その後，看取り期を迎えた場合には，アセスメントと対応するCAPに従って質の高い看取りのケアプランを作成できる。
### ②看取り期を迎えた利用者に
　看取り期を迎える利用者にアセスメントを行い，CAPに基づいたケアプランを作成することが，マニュアルの基本的な使い方である。該当するCAPがない場合は，各CAPの中の「全体のケア目標」を確認し，本人や家族の希望に沿ってケアを振り返るとよい。
### ③認知機能が低下している利用者に
　認知症の利用者の希望を聞き出すことは難しいことがある。しかし，本アセスメントの項目では，単に何かができるできないではなく，F1「日常の意思決定を行うための認知能力」によって判断する。F1の選択肢は「0. 自立」「1. 限定的な自立」「2. 軽度の障害」「3. 中等度の障害」「4. 重度の障害」「5. 昏睡」の6段階から選ぶ。特に，「2. 軽度の障害」の具体的な説明として「意思決定はできるが，特定の（繰り返す）状況においては判断力が弱く，合図や見守りが必要である」となっている。このような日常生活のスタッフの関わりとその反応から，利用者の希望を把握することができる。
### ④高齢者施設での看取り介護へ向けての導入用の研修ツールとして
　看取り事例が生じたとき，あるいはこれまでの自施設での看取り事例を参考に，アセスメント結果からCAPを読み込んでケアの振り返りを行うと，効果的に学習できる。アセスメントの結果，対応するCAPが明らかになれば，そのCAPをもとにケアプランを作成・実施・再評価を繰り返すことでPDCAサイクルが実現できる。
### ⑤離れて暮らす家族との情報共有ツールとして
　子どもや血縁者が遠方居住などにより面会頻度が限られたなかでは，利用者本人の日々の変化や情報共有は容易ではない。アセスメント表の活用により，利用者の経時的な変化や様子が明示され，家族との情報共有が容易となる。
### ⑥臨地経験のない初学者の看護学生が，緩和ケアを理解する教材ツールとして
　看護学教育モデル・コア・カリキュラム（文部科学省，2017）において，「人生の最終段階にある人々に対する看護実践」を学ぶことが求められている。そのなかで，学修目標として，「人生の最終段階にある人の価値観や人生観，死生観を引き出し，終末期の過ごし方を考え，援助関係の築き方について説明できる」「人生の最終段階にある人の疼痛のアセスメント及びコントロールの方法について理解し，苦痛緩和のためのトータルケアを説明できる」などがあり，これらの目標を達成できる具体的な方法は，教育機関に委ねられている。本書を用いることによって，初学者の看護学生が一連のプロセスを演習することができ，人生の最終段階にある利用者を総合的・全人的に理解しながら看護援助の方法を学ぶための教材ツールとして有効に活用できる。

　なお，日本版出版にあたっては，日本の介護現場に即した表現の工夫，事例の加筆修正，日本国内のガイドラインなどを反映させている。

## 参考文献

・日本緩和ケア医療学会（2023）．緩和ケアってなに？
　https://www.kanwacare.net/forpatient/whatis/（2024 年 6 月 10 日確認）
・National Institute on Aging (2022). Providing Care and Comfort at the End of Life.
　https://www.nia.nih.gov/health/end-life/providing-care-and-comfort-end-life
　（2024 年 6 月 10 日確認）
・文部科学省（2017）．看護学教育モデル・コア・カリキュラム
　https://www.mext.go.jp/b-menu/shingi/chousa/koutou/078/gaiyou/__icsFiles/afieldfile/2017/10/
　31/1397885_1.pdf（2024 年 6 月 11 日確認）

## 謝辞

　本書を刊行するにあたり，interRAI メンバー各位，特に日本独自のマニュアル発刊にご高配いただいた John N. Morris 先生，インターライ日本の委員各位，および翻訳にご協力くださった林上真由美氏，早尾弘子氏に感謝する。

2024 年 11 月

池上　直己
NPO インターライ日本 理事長
慶應義塾大学 名誉教授

# interRAI Assessment System Palliative Care の開発によせて

　緩和ケア（Palliative Care：PC）の対象者には，全く異なる2つのグループがある。1つは，ケア の快適性を求める末期患者である。症状を認識して対処することで，苦痛を最小限に抑え，機能を最 大限に発揮することが最も重要である。一方で，末期患者ではなくても，痛みや抑うつ，息切れなど の症状で幸福感が損なわれ，頻繁に機能的な能力が制限されている人がいる。このような患者のケア には，異なるアプローチが必要である。症状の原因を明らかにし，病気を治したり，進行を抑えたり するための可能性を探る必要がある。同時に，患者の緩和ケアのニーズにも対応しなければならな い。通常，患者の症状の重さとその改善のしやすさが，ケアの積極性を決定する際に影響する。すべ てのケアの決定は，臨床ケアチーム，患者とその家族の協力を得て行われる。

　interRAI Assessment System Palliative Care（以下，インターライ PC）は，緩和ケアを受けるす べての成人の強み，嗜好，ニーズを包括的に評価するために開発された。カナダ，チェコ，アイスラ ンド，オランダ，スウェーデン，スペイン，アメリカでの試用を経て，2003 年に第1版がリリース された。他のインターライ方式と同様に，アセスメント対象期間の基本は3日間（必要に応じて）で ある。

　2001 年にインターライは，すべてのアセスメントに共通の項目と定義を含むようにする大規模な 改訂事業に着手した。たとえば，インターライのすべてのアセスメントには，痛みの頻度と痛みの強 さに関する同一の項目が含まれている。また，インターライ PC 版のような特有の項目も，コア項目 で使用されている測定方法，用語，回答セットと一致するように更新された。

　インターライ PC は，施設ベースと在宅ベースの両方で使用することを目的としている。このアセ スメントフォームには2つのバージョンがある。まず，インターライ PC は完全なアセスメント形式 で，インターライ PC ホスピス版（訳注：日本版では省略）は PC のアセスメント項目の一部から構 成され，予後が短い人に適している。これらの異なるアセスメント表がいつ，どのような状況で使用 されるかについては，一定の基準はなく，どちらがより適切であるかはケアチームの判断による。こ のマニュアルには含まれていないが，インターライ方式には，うつ〔訳注：CAP 3「疲労感」（➡ p.114）参照〕，ADL，認知機能，気分，痛みに関する標準スコアを算出することもできる。

　インターライシリーズは，さまざまな医療環境下での患者の状態やニーズの評価，対応，モニタリ ングに使用でき，医療・社会サービス統合情報システムである。インターライ PC は，ホスピスや在 宅などの環境にかかわらず，緩和ケアや看取り期のニーズを持つ人のために特別にデザインされてい る。

# 目次

# 第 1 章

# アセスメントの利用に際して

## はじめに

『インターライ方式看取りケアのためのアセスメントとケアプラン』（以下，本書）は，看取りケアの対象となる利用者のニーズ，強み，利用者の選択を評価するための包括的で標準化されたアセスメント方式である。また，国際的に使用されている，長期療養施設，在宅ケア，地域精神保健，入院精神保健，急性期ケア，亜急性期のケアのための他のインターライアセスメントシステムと互換性があるように設計されている。アセスメント項目に互換性があることで，ケアを受ける場によらず連続性のあるアセスメント方式によりケアの継続性が向上し，人を中心とした（person-centered approach）ケアへのアプローチが促進される。

### ■インターライアセスメント・ケアプランシステム

本書は，アセスメント表，アセスメント表の記入要綱，そして CAP（Clinical Assessment Protocols：ケア指針）から構成される。アセスメント表により，ケアチームとしては，機能状態，心身の健康状態，支援状況，サービス利用の鍵となる領域を評価できる。ある項目では，特定の問題や，健康，福祉，機能の低下のリスクについて，さらなる評価を必要とする人を選定する。この情報を使って，個々のニーズと適切な介入を特定することが目標である。可能かつ必要な場合は，必要なサービスを提供するか，適切な紹介をする。すべての問題領域ですぐにサービスを提供することはできないかもしれない。しかし，総合的な評価を行い，利用者の長所と問題点を認識することは，治療の予定を立てたり，プログラムの成果を評価したりする際に役立つ。

### ■アセスメント表の使用について

アセスメント表は，臨床現場での使用のために作成された標準化された最小限のアセスメントツールである。利用者の特徴を分析するための質問票ではなく，また，ケアプランを作成するために必要な情報がすべて含まれているわけではない。医療従事者が，必要と判断した場合は，全体的な評価プロセスに補足的な情報を加える必要がある。さまざまな領域における利用者のパフォーマンスと能力を記述しており，大半の項目はケアプランの具体的なトリガーとなるものである。

アセスメント表の記入上のポイントは以下の通りである。

・アセスメント表は，看護師，ソーシャルワーカー，ケアマネジャー，医師などの専門職による使用を想定している。しかし，適切なトレーニングを受ければ，臨床経験のない人でも正確なアセスメントを行うことができる。アセスメント担当者についての決まりはないが，各施設の責任者は，アセスメントの正確性について責任を負うようにする。

・アセスメント表は，項目と定義で構成されていて，CAP を示すことができる。

・アセスメントをするには，利用者および主な介護者（介護者がいる場合）とのコミュニケーション，利用者の観察，多職種チームの他のメンバーとのコミュニケーション，医療記録などの記録類の確認が必要である。可能な限り，利用者本人が主な情報源となる。

・アセスメントの項目は，論理的な順序で記入することができる。しかし，この順序にこだわる必要はなく，アセスメント担当者と利用者にとって効率的な順番で行われることもある。

・アセスメント担当者は，矛盾した結果をもたらす複数の情報源を調整しなければならないことがある（たとえば，利用者とその家族のいうことが全く違うなど）。この場合，アセスメント担当者の判断に基づいて，最も適切な選択肢を決定する。アセスメントの統括者は，可能であれば，各情報提供者と個々に話し合うとよい。

## アセスメントの基本原則

● アセスメントの目的は，以下のことを目標に包括的に行う。

・症状を改善すること

・心身の健康問題に対応すること

・死を受け入れられるようにすること

・快適さを高めること

・QOL を向上すること

● 上記のためには下記を行う。

・アセスメントの目的を明確にする。

・障害されている，あるいは障害されそうな機能的，医学的，社会的問題を特定する。

・利用者の強みや利点を探る。

・アセスメント表の各項目を正確に記入するために，見たこと聞いたことを総合的に判断する。

● アセスメント表を使用して収集した情報は，以下のように役立つ。

・気づいていない，または満たされていないニーズのさらなる評価の基礎となる。

・個々の生活環境に合わせたケアプランを作成し，QOL を最大限に高めるために，制限となりうる原因を対処することを保証する。

● アセスメントを開始する際に，アセスメントが全体的なケアサービスを作成するうえで大切であることを利用者に強く説明する。

● 明らかにされたすべての機能的，医学的，社会的問題がすぐに完全かつ包括的に解決されることを期待しない。むしろ，その人の QOL を制限しているすべての主要な機能的，医学的，社会的状況を探ることが重要である。これにより，さらに詳細な評価や管理のための短期および長期のケアプランを立てることができる。

● 急を要する医学的な問題があれば，すぐに利用者に注意を促し，適切な医療を受けられるように支援する必要がある。標準的なケアでは，自己や他者に危害を加える危険性がある場合には，特別か

つ迅速な介入が必要である。

● 一般的には，早い段階で認知機能やコミュニケーション能力をアセスメントすると，利用者から収集する情報の信頼性を測ることができる。また，アセスメントのプロセスや特定の問題に対する利用者の反応にも気を配る必要がある。インターライアセスメント表の項目の進め方に決まりはない。どう続けるか利用者からのヒントを得ると良い。これはアンケートではない。アセスメントを完成するために必要なすべての情報を収集しなければならないが，その人のニーズによってアセスメントの優先順位もペースも決めるべきである。

● 矛盾する情報源がある場合は，臨床的判断により，利用者の状態を最もよく反映する回答を決定する。

● インターライアセスメント表は，入院時のアセスメント，定期アセスメント，退院時のアセスメント（死亡時のアセスメントを含む）に使用できるように構成されている。

## 本書の使用方法

　本書は，看取りケアを受ける人の正確で統一されたアセスメントを行うための情報を提供する。
　本書は，常にアセスメント表を前に置いて一緒に使う。アセスメント表には十分な情報が含まれているが，正確なアセスメントに必要な項目の定義や手順の説明ができるようになるまで，本書を活用する。はじめてのアセスメントを完成する前に，本書の詳細な情報を確認する必要がある。そして，その後のアセスメントの際に疑問が生じたときに参照できるように，本書を手元に置いておく。第2章の記入要綱の情報は，アセスメント表の項目が順に提示されているので，使用しやすい。アセスメントに慣れるために最初に時間をかけることで，後で時間を節約することができる。

---

### アセスメントに慣れるために

**アセスメント表自体を確認する**

- A〜Q の 17 セクションの構成や，情報を記録する場所を確認する。
- 1回に1つのセクションに取り組む。項目の定義と回答の選択肢を吟味する。手順の説明，観察期間，一般的な記入の決まり事を確認する。項目の定義や指示は明確か。これまでに実施していた方法と違うか。さらに説明が必要な分野はどこか。

**担当している利用者をもとに，アセスメント表を記入してみる**

- すでに知っている範囲で記入してみる。
- 追加情報が必要な箇所を書き留める。その情報をどのようにして得ることができるか，利用者本人に聞くのか家族に聞くのか考える。

**本書の第2章「アセスメント表の記入要綱」に目を通す**

- 記入要綱には以下の内容が含まれる。
  - ・アセスメント項目の目的
  - ・アセスメント表を完成させるための補足的な定義や記入方法
  - ・標準的な3日間の観察期間でないアセスメント項目についての備忘
  - ・特定の項目について参考にすべき情報源
- 項目ごとの定義を読みながら，初めてアセスメント表を使って利用者を評価したときに生じた疑問を確認する。どのセクションが疑問の解消に役立ったかメモしておく。
- 各セクションの説明を読み，次に進む前に，情報を理解していることを確認する。模擬事例のアセスメントを見直してみる。今もまた同じように記入するか。これらの資料をすべて読むには時間がかかる。急がず焦らずに，1つのセクションごとに記入要綱を読み，定義や説明をしっかりと理解する。
- 記入要綱に書かれた項目の定義や記入方法，事例などで疑問に感じたことはあるか。たとえば，ADLや気分の記入方法など。
- 最初にアセスメント表を確認したときに理解したと思っていたことと，定義や記入方法が違ったことはあるか。今なら模擬事例のアセスメントの仕方は異なるか。
- 項目の定義や指示が，普段の職場で使用されている用語や実践と異なるものはあるか。
- 疑問に思ったことはメモしておく。研修会でこの問題を話し合えるように準備しておく。

**記入要綱の今後の活用について**

- アセスメント時は，いつでも参照できるようにする。
- 必要に応じて各項目の「目的」を確認する。
- 継続的に使用することで，アセスメントの正確性を高めることができる。

# インターライ方式看取りケアのための
# アセスメント表

[特に指示のない限り，３日間で評価する]

## A 基本情報

### A1. 氏名

### A2. 性別
1. 男性
2. 女性

### A3. 生年月日
※西暦で記入

### A4. 婚姻状況
1. 結婚したことがない
2. 結婚している
3. パートナーがいる
4. 死別した
5. 別居中，事実上婚姻関係にない
6. 離婚した

### A5. 介護保険証番号
### A5a. 保険者番号

### A5b. 被保険者番号

### A6. 事業所番号

### A7. 要介護度／その他の認定
### A7a. 要介護度
0. 現在有効な認定結果がない
1. 要支援1
2. 要支援2
3. 要介護1
4. 要介護2
5. 要介護3
6. 要介護4
7. 要介護5

### A7b. その他の認定（ある場合のみ）

### A8. アセスメントの理由
1. 初回アセスメント
2. 定期アセスメント
3. 再開時アセスメント
4. 著変時アセスメント
5. 最後の３日間のサービスを含む終了時アセスメント
6. 終了時の記録のみ
7. その他

### A9. 疾患
1. 主診断である：現時点の主な診断（１つ以上も可）。主な疾患を記録する。
2. 診断があり，治療を受けている：治療には，投薬，療法，創傷のケアや吸引などその他専門技術を必要とするケアが含まれる。
3. 診断があり，経過観察されているが，治療は受けていない

診断名

| | |
|---|---|
| | |
| | |
| | |
| | |
| | |

### A10. 本人のケアの目標
（利用者本人の言葉を記録する）

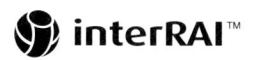

## A11. 予後

### A11a. 推定生存期間

1. 死が迫っている（数日以内）
2. 6 週間未満
3. 6 週間以上，6 カ月未満
4. 6 カ月以上

### A11b. 末期と診断されていると認識していることを言葉にする

（無理に聞き出そうとしない）

0. いいえ
1. はい，言葉にしている

### A12. アセスメント基準日

※西暦で記入

### A13. 居住場所

#### A13a. アセスメント時

#### A13b. アセスメントの 1 年前

#### A13c. 今後予定している居住場所

1. 自宅／家族の家：一戸建て，集合住宅（マンション・アパート）など。
2. サービス付き高齢者住宅：介護保険の特定施設の指定を受けていることもある。バリアフリー化され，共有のスペースがあるのが普通である。
3. 老人ホーム：介護付きの有無にかかわらずバリアフリー化され，共有のスペースがある高齢者向け施設。養護・軽費・有料老人ホーム。特別養護老人ホームを除く。
4. 認知症対応型共同生活介護（グループホーム）
5. 介護老人福祉施設（特別養護老人ホーム）
6. 介護老人保健施設
7. 介護療養型老人保健施設
8. 介護医療院
9. 短期入所生活介護・短期入所療養介護（ショートステイ）
10. 精神科病院／病棟
11. 緩和ケア病院／病棟
12. 医療療養型病院／病棟
13. 上記（10〜12）以外の場
14. 障害者支援施設
15. 障害者共同生活援助（障害者グループホー

ム）

16. その他：上記に含まれない

### A14. 同居形態

1. 一人暮らし
2. 配偶者／パートナーのみ
3. 配偶者／パートナーとその他と
4. （配偶者／パートナーなし）子どもと
5. （配偶者／パートナーなし）親や保護者と
6. （配偶者／パートナーなし）兄弟姉妹と
7. （配偶者／パートナーなし）その他の親族と
8. （配偶者／パートナーなし）親族以外と

### A15. 退院後の経過期間

0. 過去 90 日間に入院していない
1. 31〜90 日前に退院した
2. 15〜30 日前に退院した
3. 8〜14 日前に退院した
4. 退院したのは 7 日以内
5. 現在入院中

### A のメモ

## B 相談受付表

［このセクションは，初回アセスメント時のみ］

### B1. 入所日（施設）／サービス利用開始日（在宅）

※西暦で記入

### B2. 入所またはサービス利用までの経過（自由記述）

B3. 相談内容（自由記述）

```
┌─────────────────────────────┐
│                             │
│                             │
│                             │
│                             │
│                             │
└─────────────────────────────┘
```

## C 健康状態

### C1. 痛み

（注：常に利用者に頻度，程度，コントロールについて尋ねる。利用者を観察し，利用者と接する周囲の人に聞く）

#### C1a. 痛みの頻度

0. 痛みはない
1. あるが，過去3日間はなかった
2. 過去3日間のうち1〜2日あった
3. 過去3日間毎日あった

#### C1b. 痛みの程度

本人が訴えた，あるいは観察された痛みのうち最も重度のもの

0. 痛みはない
1. 軽度
2. 中等度
3. 重度
4. 激しく，耐え難いことがある

#### C1c. 痛みの持続性

0. 痛みはない
1. 過去3日間に1回だけあった
2. 断続
3. 持続

#### C1d. 突出痛

0. いいえ
1. はい

#### C1e. 過去3日間の新たな痛み，または痛みの悪化

0. いいえ
1. はい

#### C1f. 痛むとき

0. 痛みはない
1. 動きを伴うとき
2. 安静時
3. 両方

### C1g. 痛みのコントロール

痛みを適切にコントロールするための現在の治療が適切かどうか（本人の視点から）

0. 痛みはない
1. 痛みはがまんできる範囲であり，特にコントロールは行っていないか，または変更の必要はない
2. コントロールは適切に効いている
3. コントロールは効くが，常に実施できていない
4. コントロールを行っているが，十分に効いていない
5. 痛むときのコントロール方法はないか，効いていない

### C2. 呼吸困難（息切れ）

0. 症状はない
1. 休息中（安静時）にはないが，非日常的な活動により生じる
2. 休息中（安静時）にはないが，日常的な活動により生じる
3. 休息中（安静時）にもある

### C3. 疲労感

0. なし
1. 軽度：体がだるく，疲れやすいが，通常の日々の活動を行うことはできる。
2. 中等度：通常の日々の活動を始めるが，体のだるさや疲労感のため終えることができない。
3. 重度：体のだるさや疲労感のため，通常の日々の活動のうちいくつかは始めることすらできない。
4. 通常の日々の活動を始めることが全くできない：体のだるさや疲労感のため。

### C4. 転倒

0. 過去90日以内に転倒していない
1. 過去30日以内にはなかったが，31〜90日前に転倒した
2. 過去30日以内に1回転倒した
3. 過去30日以内に2回以上転倒した

### C5. 最近の転倒

（前回アセスメントから30日以上経っている場合や初回アセスメント時は，この項目を飛ばしてC6へ。前回アセスメント以降に起こった転倒のみを記録する）

0. 過去30日間には転倒していない

1. 過去30日間に転倒した

[空欄]（初回アセスメント，または前回アセスメントから30日以上経過している場合）

## C6. 問題の頻度

### 呼吸器系

**C6a. 気道内分泌物の排出困難**

0. なし
1. あるが，過去3日間にはみられなかった
2. 過去3日間のうち1日みられた
3. 過去3日間のうち2日間みられた
4. 過去3日間毎日みられた

### 消化器系

**C6b. 胃酸の逆流**

胃から喉への酸の逆流

0. なし
1. あるが，過去3日間にはみられなかった
2. 過去3日間のうち1日みられた
3. 過去3日間のうち2日間みられた
4. 過去3日間毎日みられた

**C6c. 膨満感**

腹部膨満感，異常な満腹感，腹部のガスの不快感など

0. なし
1. あるが，過去3日間にはみられなかった
2. 過去3日間のうち1日みられた
3. 過去3日間のうち2日間みられた
4. 過去3日間毎日みられた

**C6d. 便秘**

3日間便通がないか，硬い便の排泄が困難

0. なし
1. あるが，過去3日間にはみられなかった
2. 過去3日間のうち1日みられた
3. 過去3日間のうち2日間みられた
4. 過去3日間毎日みられた

**C6e. 下痢**

0. なし
1. あるが，過去3日間にはみられなかった
2. 過去3日間のうち1日みられた
3. 過去3日間のうち2日間みられた
4. 過去3日間毎日みられた

**C6f. 宿便**

0. なし
1. あるが，過去3日間にはみられなかった
2. 過去3日間のうち1日みられた
3. 過去3日間のうち2日間みられた
4. 過去3日間毎日みられた

**C6g. 嘔気**

0. なし
1. あるが，過去3日間にはみられなかった
2. 過去3日間のうち1日みられた
3. 過去3日間のうち2日間みられた
4. 過去3日間毎日みられた

**C6h. 嘔吐**

0. なし
1. あるが，過去3日間にはみられなかった
2. 過去3日間のうち1日みられた
3. 過去3日間のうち2日間みられた
4. 過去3日間毎日みられた

### 睡眠障害

**C6i. 入眠または睡眠の継続の困難，覚醒が早すぎる，眠れない，熟睡できない**

0. なし
1. あるが，過去3日間にはみられなかった
2. 過去3日間のうち1日みられた
3. 過去3日間のうち2日間みられた
4. 過去3日間毎日みられた

**C6j. 睡眠過多**

正常な機能を妨げるような過剰な睡眠

0. なし
1. あるが，過去3日間にはみられなかった
2. 過去3日間のうち1日みられた
3. 過去3日間のうち2日間みられた
4. 過去3日間毎日みられた

### その他

**C6k. めまい**

0. なし
1. あるが，過去3日間にはみられなかった
2. 過去3日間のうち1日みられた
3. 過去3日間のうち2日間みられた
4. 過去3日間毎日みられた

**C6l. ドライマウス**

0. なし
1. あるが，過去3日間にはみられなかった

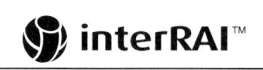 

2. 過去3日間のうち1日みられた

3. 過去3日間のうち2日間みられた

4. 過去3日間毎日みられた

### C6m. 過剰な発汗

0. なし

1. あるが，過去3日間にはみられなかった

2. 過去3日間のうち1日みられた

3. 過去3日間のうち2日間みられた

4. 過去3日間毎日みられた

### C6n. 発熱

0. なし

1. あるが，過去3日間にはみられなかった

2. 過去3日間のうち1日みられた

3. 過去3日間のうち2日間みられた

4. 過去3日間毎日みられた

### C6o. 幻覚

0. なし

1. あるが，過去3日間にはみられなかった

2. 過去3日間のうち1日みられた

3. 過去3日間のうち2日間みられた

4. 過去3日間毎日みられた

### C6p. 吃逆（しゃっくり）

0. なし

1. あるが，過去3日間にはみられなかった

2. 過去3日間のうち1日みられた

3. 過去3日間のうち2日間みられた

4. 過去3日間毎日みられた

### C6q. 黄疸

0. なし

1. あるが，過去3日間にはみられなかった

2. 過去3日間のうち1日みられた

3. 過去3日間のうち2日間みられた

4. 過去3日間毎日みられた

### C6r. こむらがえり

0. なし

1. あるが，過去3日間にはみられなかった

2. 過去3日間のうち1日みられた

3. 過去3日間のうち2日間みられた

4. 過去3日間毎日みられた

### C6s. 末梢浮腫

0. なし

1. あるが，過去3日間にはみられなかった

2. 過去3日間のうち1日みられた

3. 過去3日間のうち2日間みられた

4. 過去3日間毎日みられた

### C6t. 痙攣性疾患（てんかん発作）

0. なし

1. あるが，過去3日間にはみられなかった

2. 過去3日間のうち1日みられた

3. 過去3日間のうち2日間みられた

4. 過去3日間毎日みられた

### C6u. 脳卒中

0. なし

1. あるが，過去3日間にはみられなかった

2. 過去3日間のうち1日みられた

3. 過去3日間のうち2日間みられた

4. 過去3日間毎日みられた

### C6v. まぶたなどがピクピクする

0. なし

1. あるが，過去3日間にはみられなかった

2. 過去3日間のうち1日みられた

3. 過去3日間のうち2日間みられた

4. 過去3日間毎日みられた

### C7. 喫煙と飲酒

### C7a. 喫煙

0. 吸わない

1. 過去3日間は吸っていないが，普段は吸っている

2. 吸う

### C7b. 飲酒

0. 飲んでいない

1. 1杯

2. 2〜4杯

3. 5杯以上

### Cのメモ

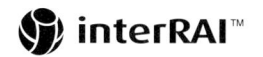

## D　栄養状態

### D1.　身長と体重
（過去30日間に測定した最新の体重を基準とする）

D1a.　身長（cm）　□

D1b.　体重（kg）　□

### D2.　栄養上の問題
D2a.　体重減少　□
- 0.　いいえ
- 1.　はい

D2b.　過去3日間のうち少なくとも2日間は，
　　　1回またはそれ以下の食事である　□
- 0.　いいえ
- 1.　はい

D2c.　悪液質／衰弱　□
- 0.　いいえ
- 1.　はい

D2d.　脱水である，またはBUN／クレアチニン比
　　　が20以上　□
- 0.　いいえ
- 1.　はい

D2e.　1日1L未満の水分摂取　□
- 0.　いいえ
- 1.　はい

D2f.　水分排泄量が摂取量を超える　□
- 0.　いいえ
- 1.　はい

### D3.　栄養摂取の方法　□
- 0.　正常：いかなる種類の食物も飲み込んでいる。
- 1.　自分で加減：たとえば，液体を少しずつすする，限られた固形物しか食べないなど，調整の必要性はわからないことがある。
- 2.　固形物を飲み込むのに調整を要する：たとえば，裏ごししたり，刻む必要がある，特定の食品しか摂取できない場合など。
- 3.　液体を飲み込むのに調整を要する：たとえば，液体にとろみをつけるなど。
- 4.　裏ごしした固形物ととろみをつけた液体しか飲み込むことができない。

- 5.　経口摂取と経管栄養／経静脈栄養の混合
- 6.　経鼻経管栄養のみ
- 7.　腹部の経管栄養のみ：たとえば胃ろう（PEGチューブ）
- 8.　経静脈栄養のみ：中心静脈栄養（TPN，IVH）など，あらゆる種類の腸管外栄養摂取方法を含む。
- 9.　この活動はなかった

### D4.　栄養摂取量の自己評価
D4a.　1日のほとんどの時間，持続的に喉の渇きを
　　　感じると報告した　□
- 0.　いいえ
- 1.　はい
- 8.　答えられない（答えたくない）

D4b.　ほとんどの食事の後に満腹感を感じると
　　　報告した　□
- 0.　いいえ
- 1.　はい
- 8.　答えられない（答えたくない）

### Dのメモ

```



```

## E　皮膚の状態

### E1.　最重度の褥瘡　□
- 0.　褥瘡はない
- 1.　持続した発赤部分がある
- 2.　皮膚層の部分的喪失
- 3.　皮膚の深いくぼみ
- 4.　筋層や骨の露出
- 5.　判定不能：壊死性の痂皮で覆われているなど。

### E2.　褥瘡の既往　□
- 0.　いいえ
- 1.　はい

### E3.　褥瘡以外の皮膚潰瘍　□
静脈性潰瘍，動脈性潰瘍，動脈-静脈混合性潰瘍，糖尿病性足潰瘍。

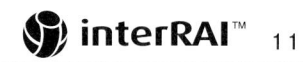 

0. いいえ
1. はい

### E4. 重要な皮膚の問題

外傷，Ⅱ度やⅢ度の熱傷（やけど），回復過程の手術創など。

0. いいえ
1. はい

### E5. 皮膚の裂傷や切り傷（手術創以外）

0. いいえ
1. はい

### E6. その他の皮膚の状態や変化

挫傷（打ち身・あざ），発疹，かゆみ，斑点，帯状疱疹，間擦疹（あせも），湿疹など。

0. いいえ
1. はい

### E のメモ

---

## F　認知

### F1. 日常の意思決定を行うための認知能力

0. 自立：首尾一貫して理にかなった判断ができる。
1. 限定的な自立：新しい事態に直面したときのみいくらかの困難がある。
2. 軽度の障害：特定の状況において，判断力が弱く，合図や見守りが必要である。
3. 中等度の障害：常に判断力が弱く，合図や見守りが必要である。
4. 重度の障害：判断できないか，まれにしか判断できない。
5. 昏睡：J「機能状態」に飛ぶ。

### F2. 意識のゆらぎ

0. ない
1. ある

### F3. 記憶を想起する能力

### F3a. 短期記憶

5分前のことを思い出せる，あるいはそのように見える。

0. 問題なし
1. 問題あり

### F3b. 手続き記憶

段取りを踏んで行うべきことを，合図がなくても初めから手順を踏んでほとんどすべてできる。

0. 問題なし
1. 問題あり

### F3c. 状況記憶

よく顔を合わせるケアスタッフの名前や顔を認識し，よく訪れる場所（寝室，居室，台所など）の位置がわかっている。

0. 問題なし
1. 問題あり

### F4. せん妄の兆候

（注：正確なアセスメントのためには，本人の行動を知る家族らと会話する必要がある）

### F4a. 注意がそらされやすい

集中力がない，話がそれるなど。

0. 行動はない
1. 行動はあるが，それは普段と同じである
2. 行動はあり，普段の様子と違う：新たに出現した，悪化した，数週間前とは違うなど。

### F4b. 支離滅裂な会話がある

会話が無意味で，無関係，もしくは話題が飛ぶ，思考が脱線するなど。

0. 行動はない
1. 行動はあるが，それは普段と同じである
2. 行動はあり，普段の様子と違う：新たに出現した，悪化した，数週間前とは違うなど。

### F4c. 精神機能が1日の中で変化する

時々良かったり，悪かったりする。

0. 行動はない
1. 行動はあるが，それは普段と同じである
2. 行動はあり，普段の様子と違う：新たに出現した，悪化した，数週間前とは違うなど。

### F5. 精神状態の急な変化

通常とは異なり，落ち着きがなくなった，無気力に

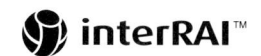

なった，起き上がれなくなった，周囲の環境への認識が変わった，などの変化。

    0. いいえ

    1. はい

**F6.    過去 90 日間（または前回アセスメント以降）の意思決定能力の変化**

    0. 改善した

    1. 変化なし

    2. 悪化した

    8. 判定不能

**F のメモ**

---

## G   コミュニケーション

**G1.    自分を理解させることができる（伝達能力）**

言語的，非言語的を問わず，情報を伝達する力。

    0. 理解させることができる：問題なく考えを明確に表現する

    1. 通常は理解させることができる：適切な言葉を見つけたり，考えをまとめるのが難しいが，十分に時間が与えられれば，利用者の考えを引き出す必要はほとんど，あるいは全くない

    2. しばしば理解させることができる：言葉を見つけたり，考えをまとめるのが難しく，通常は利用者の考えを引き出す必要がある

    3. 時々は理解させることができる：能力は限られているが，少なくとも基本的欲求に関して具体的な欲求をすることができる

    4. ほとんど，あるいは全く理解させることはできない

**G2.    他者を理解できる能力（理解力）**

言語による情報を理解する力。

（補聴器を用いている場合は使用した状態で）

    0. 理解できる：話し手のメッセージの明解に理解し，言葉や行動，様子で理解したことを示す。

    1. 通常は理解できる：理解の促しがない状況で

は，メッセージの一部や目的を理解できないことがあるが，ほとんどは理解できる。情報をまとめることがたびたび困難になるが，概ね理解したことを言葉や行動によって示す。

    2. しばしば理解できる：メッセージの一部や目的を理解しないが，理解の促し（繰り返したり，より詳細に話す）によって，しばしば会話を理解する。

    3. 時々は理解できる：情報をまとめることが困難であり，簡単で直接的な質問や指示にのみ適切に反応できる。メッセージを言い換えたり，単純化したり，身振りを加えることで，理解力は高まる。

    4. ほとんどまたは全く理解できない

**G3.    聴力**

（補聴器を用いている場合は使用した状態で）

    0. 適切：普通の会話，社会的交流，テレビを見ることに支障はない。

    1. 軽度の障害：状況によって困難がある（相手が静かに話すときや，2 メートル以上離れている場合などに困難）。

    2. 中等度の障害：通常の会話を聞くのに問題があり，周りを静かにするとよく聞こえる

    3. 重度の障害：あらゆる状況で困難がある（話し手が大声で話さなければならない，非常にゆっくり話さなければならない，あるいは言われていることがすべてこもっているようにしか聞こえないと言うなど）。

    4. ほぼ聴こえない

**G のメモ**

---

## H   気分と行動

**H1.    うつ，不安，悲しみの気分の兆候**

過去 3 日間に観察された兆候。原因は問わない。

（可能なら本人に聞く）

**H1a.    否定的なことを言う**

    0. ない

    1. あるが，過去 3 日間にはみられていない

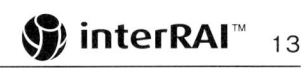 

2. 過去 3 日間のうち 1～2 日にみられた

3. 過去 3 日間毎日みられた

**H1b. 自分や他者に対する継続した怒り**

   0. ない

   1. あるが，過去 3 日間にはみられていない

   2. 過去 3 日間のうち 1～2 日にみられた

   3. 過去 3 日間毎日みられた

**H1c. 非現実な恐れがあることを思わせる非言語を含む表現**

   0. ない

   1. あるが，過去 3 日間にはみられていない

   2. 過去 3 日間のうち 1～2 日にみられた

   3. 過去 3 日間毎日みられた

**H1d. 繰り返し体の不調を訴える**

   0. ない

   1. あるが，過去 3 日間にはみられていない

   2. 過去 3 日間のうち 1～2 日にみられた

   3. 過去 3 日間毎日みられた

**H1e. たびたび不安，心配ごとを訴える（健康上の不安は除く）**

   0. ない

   1. あるが，過去 3 日間にはみられていない

   2. 過去 3 日間のうち 1～2 日にみられた

   3. 過去 3 日間毎日みられた

**H1f. 悲しみ，苦悩，心配した表情**

   0. ない

   1. あるが，過去 3 日間にはみられていない

   2. 過去 3 日間のうち 1～2 日にみられた

   3. 過去 3 日間毎日みられた

**H1g. 泣く，涙もろい**

   0. ない

   1. あるが，過去 3 日間にはみられていない

   2. 過去 3 日間のうち 1～2 日にみられた

   3. 過去 3 日間毎日みられた

**H1h. 興味を持っていた活動をしなくなる**

   0. ない

   1. あるが，過去 3 日間にはみられていない

   2. 過去 3 日間のうち 1～2 日にみられた

   3. 過去 3 日間毎日みられた

**H1i. 社会的交流の減少**

   0. ない

   1. あるが，過去 3 日間にはみられていない

   2. 過去 3 日間のうち 1～2 日にみられた

   3. 過去 3 日間毎日みられた

**H1j. 人生の喜びを失っているという非言語を含む表現（快感喪失）**

   0. ない

   1. あるが，過去 3 日間にはみられていない

   2. 過去 3 日間のうち 1～2 日にみられた

   3. 過去 3 日間毎日みられた

**H2. 自身が応えた気分**

（"過去 3 日間に，どのくらい○○がありましたか"と聞く）

**H2a. 普段楽しんできたことに興味や喜びがわからなかった**

   0. 過去 3 日間にはない

   1. 過去 3 日間にはないが，しばしばそのように感じる

   2. 過去 3 日間のうちに 1～2 日あった

   3. 過去 3 日間毎日あった

   8. 答えられない（答えたくない）

**H2b. 不安だったり，落ち着かなかった**

   0. 過去 3 日間にはない

   1. 過去 3 日間にはないが，しばしばそのように感じる

   2. 過去 3 日間のうちに 1～2 日あった

   3. 過去 3 日間毎日あった

   8. 答えられない（答えたくない）

**H2c. 悲しく，落ち込んで，絶望した**

   0. 過去 3 日間にはない

   1. 過去 3 日間にはないが，しばしばそのように感じる

   2. 過去 3 日間のうちに 1～2 日あった

   3. 過去 3 日間毎日あった

   8. 答えられない（答えたくない）

**H のメモ**

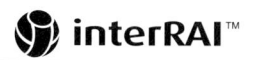

## I 心理社会的幸福

**I1. 人生の完成**

**I1a. 形式的（法的）な責任の移譲を終えたと感じている**

0. いいえ
1. はい

**I1b. 個人的な目標の達成に向けて前進していると感じている**

0. いいえ
1. はい

**I1c. 状況の受容**

0. いいえ
1. はい

**I1d. 高められる強みを持っている**

0. いいえ
1. はい

**I1e. 一貫して前向きである**

0. いいえ
1. はい

**I2. スピリチュアリティの自己評価**

**I2a. 宗教やスピリチュアリティを心のよりどころにする**

0. いいえ
1. はい
8. 答えられない（答えたくない）

**I2b. 人生の意味に悩んでいる**

0. いいえ
1. はい
8. 答えられない（答えたくない）

**I2c. 日々の生活に意味を見出す**

0. いいえ
1. はい
8. 答えられない（答えたくない）

**I2d. 人生に安らぎを感じている**

0. いいえ
1. はい
8. 答えられない（答えたくない）

Iのメモ

## J 機能状態

**J1. IADL**

**J1a. 食事の用意**

食事をどのように準備するか（献立を考える，材料を用意する，調理する，配膳する）。

0. 自立：援助も準備も見守りも必要ない。
1. 準備のみ
2. 見守り：実施時の見守り／合図が必要。
3. 限定された援助：時に援助が必要。
4. 広範囲な援助：活動を通して援助が必要であるが，そのうち50%以上は自分で実施する。
5. 最大限の援助：活動を通して援助が必要であり，自分で実施しているのはそのうち50%未満である。
6. 全面依存：アセスメント期間内，すべて他者にやってもらった。
8. 本活動は一度も行われなかった（注：実施ではあり得るが，能力の欄にはこの選択肢はない）。

**J1b. 家事一般**

どのように通常の家事が行われているか（たとえば，皿洗い，掃除，布団の上げ下げ，整理整頓，洗濯など）。

0. 自立：援助も準備も見守りも必要ない。
1. 準備のみ
2. 見守り：実施時の見守り／合図が必要。
3. 限定された援助：時に援助が必要。
4. 広範囲な援助：活動を通して援助が必要であるが，そのうち50%以上は自分で実施する。
5. 最大限の援助：活動を通して援助が必要であり，自分で実施しているのはそのうち50%未満である。
6. 全面依存：アセスメント期間内，すべて他者にやってもらった。
8. 本活動は一度も行われなかった（注：実施ではあり得るが，能力の欄にはこの選択肢はない）。

**J1c. 薬の管理**

どのように薬を管理しているか（たとえば，薬の時

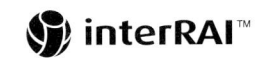 

間を思い出す，袋や薬ケースを開ける，1回服用量を
取り出す，注射を打つ，軟膏を塗るなど）。

 0. 自立：援助も準備も見守りも必要ない。

 1. 準備のみ

 2. 見守り：実施時の見守り／合図が必要。

 3. 限定された援助：時に援助が必要。

 4. 広範囲な援助：活動を通して援助が必要であ
  るが，そのうち 50％以上は自分で実施する。

 5. 最大限の援助：活動を通して援助が必要であ
  り，自分で実施しているのはそのうち 50％
  未満である。

 6. 全面依存：アセスメント期間内，すべて他者
  にやってもらった。

 8. 本活動は一度も行われなかった（注：実施で
  はあり得るが，能力の欄にはこの選択肢はな
  い）。

### J2. ADL の実施状況

（過去3日間における該当 ADL のすべての動作に基づい
て評価する。1つでも6があり，他の場面ではより自立
していた場合，5を記入。それ以外の状況は，最も依存
的であった動作に着目する。その中で最も依存的な状態
が1であれば1，そうでなければ2〜5から最も依存して
いない援助レベルを記入する）

### J2a. 入浴

どのように入浴をし，シャワーを浴びるか。浴槽や
シャワーへの出入り，体の各部分（腕，大腿，膝下，
胸部，腹部，陰部）をどう洗うかを含む。背中を洗う
ことと洗髪は含めない。

 0. 自立：すべての動作に身体援助，準備，見守
  りはなかった。

 1. 自立，準備の援助のみ：物品や用具を用意し
  たり，手の届く範囲に置くのみで，すべての
  動作において身体援助も見守りもなかった。

 2. 見守り：見守り／合図。

 3. 限定的な援助：四肢の動きを助ける，体重を
  支えずに身体的な誘導をする。

 4. 広範囲な援助：本人が必要な動作を 50％以
  上実施し，1人の援助者による体重を支える
  （四肢を持ち上げることも含む）援助。

 5. 最大限の援助：2人以上の援助者による体重
  を支える（四肢を持ち上げることを含む）援
  助，または，50％以上に及ぶ体重を支える援
  助。

 6. 全面依存：すべての動作において他者がすべ
  て行った。

 8. この動作はなかった

### J2b. 個人衛生

どのように個人衛生を保つか。髪をとかす，歯を
磨く，ひげを剃る，化粧をする，顔や手を洗って乾か
すなど。入浴やシャワーは含めない。

 0. 自立：すべての動作に身体援助，準備，見守
  りはなかった。

 1. 自立，準備の援助のみ：物品や用具を用意し
  たり，手の届く範囲に置くのみで，すべての
  動作において身体援助も見守りもなかった。

 2. 見守り：見守り／合図。

 3. 限定的な援助：四肢の動きを助ける，体重を
  支えずに身体的な誘導をする。

 4. 広範囲な援助：本人が必要な動作を 50％以
  上実施し，1人の援助者による体重を支える
  （四肢を持ち上げることも含む）援助。

 5. 最大限の援助：2人以上の援助者による体重
  を支える（四肢を持ち上げることを含む）援
  助，または，50％以上に及ぶ体重を支える援
  助。

 6. 全面依存：すべての動作において他者がすべ
  て行った。

 8. この動作はなかった

### J2c. 歩行

屋内の平面をどのように歩くか。

 0. 自立：すべての動作に身体援助，準備，見守
  りはなかった

 1. 自立，準備の援助のみ：物品や用具を用意し
  たり，手の届く範囲に置くのみで，すべての
  動作において身体援助も見守りもなかった。

 2. 見守り：見守り／合図。

 3. 限定的な援助：四肢の動きを助ける，体重を
  支えずに身体的な誘導をする。

 4. 広範囲な援助：本人が必要な動作を 50％以
  上実施し，1人の援助者による体重を支える
  （四肢を持ち上げることも含む）援助。

 5. 最大限の援助：2人以上の援助者による体重
  を支える（四肢を持ち上げることも含む）援
  助，または，50％以上に及ぶ体重を支える援
  助。

 6. 全面依存：すべての動作において他者がすべ
  て行った。

 8. この動作はなかった

### J2d. 移動

どのように居宅・施設の中（階段を除く）を移動す
るか。車いすを使用している場合は，車いすに乗って

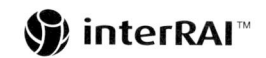

からどのように移動するか。

    0.  自立：すべての動作に身体援助，準備，見守りはなかった。

    1.  自立，準備の援助のみ：物品や用具を用意したり，手の届く範囲に置くのみで，すべての動作において身体援助も見守りもなかった。

    2.  見守り：見守り／合図。

    3.  限定的な援助：四肢の動きを助ける，体重を支えずに身体的な誘導をする。

    4.  広範囲な援助：本人が必要な動作を50％以上実施し，1人の援助者による体重を支える（四肢を持ち上げることも含む）援助。

    5.  最大限の援助：2人以上の援助者による体重を支える（四肢を持ち上げることも含む）援助，または，50％以上に及ぶ体重を支える援助。

    6.  全面依存：すべての動作において他者がすべて行った。

    8.  この動作はなかった

### J2e.　トイレへの移乗

トイレやポータブルトイレにどのように移乗するか。

    0.  自立：すべての動作に身体援助，準備，見守りはなかった。

    1.  自立，準備の援助のみ：物品や用具を用意したり，手の届く範囲に置くのみで，すべての動作において身体援助も見守りもなかった。

    2.  見守り：見守り／合図。

    3.  限定的な援助：四肢の動きを助ける，体重を支えずに身体的な誘導をする。

    4.  広範囲な援助：本人が必要な動作を50％以上実施し，1人の援助者による体重を支える（四肢を持ち上げることも含む）援助。

    5.  最大限の援助：2人以上の援助者による体重を支える（四肢を持ち上げることも含む）援助，または，50％以上に及ぶ体重を支える援助。

    6.  全面依存：すべての動作において他者がすべて行った。

    8.  この動作はなかった

### J2f.　トイレの使用

トイレ（ポータブルトイレ，便器，尿器）をどのように使用するか。排泄後の始末，オムツの交換，人工肛門やカテーテルの管理，衣服を整える，など。トイレへの移乗は含めない。

    0.  自立：すべての動作に身体援助，準備，見守りはなかった。

りはなかった。

    1.  自立，準備の援助のみ：物品や用具を用意したり，手の届く範囲に置くのみで，すべての動作において身体援助も見守りもなかった。

    2.  見守り：見守り／合図。

    3.  限定的な援助：四肢の動きを助ける，体重を支えずに身体的な誘導をする。

    4.  広範囲な援助：本人が必要な動作を50％以上を実施し，1人の援助者による体重を支える（四肢を持ち上げることも含む）援助。

    5.  最大限の援助：2人以上の援助者による体重を支える（四肢を持ち上げることも含む）援助，または，50％以上に及ぶ体重を支える援助。

    6.  全面依存：すべての動作において他者がすべて行った。

    8.  この動作はなかった

### J2g.　ベッド上の可動性

横になった状態からどのように動くか。寝返りをうったり，起き上がったり，ベッド上で体の位置をどのように調整するか。

    0.  自立：すべての動作に身体援助，準備，見守りはなかった。

    1.  自立，準備の援助のみ：物品や用具を用意したり，手の届く範囲に置くのみで，すべての動作において身体援助も見守りもなかった。

    2.  見守り：見守り／合図。

    3.  限定的な援助：四肢の動きを助ける，体重を支えずに身体的な誘導をする。

    4.  広範囲な援助：本人が必要な動作を50％以上実施し，1人の援助者による体重を支える（四肢を持ち上げることも含む）援助。

    5.  最大限の援助：2人以上の援助者による体重を支える（四肢を持ち上げることも含む）援助，または，50％以上に及ぶ体重を支える援助。

    6.  全面依存：すべての動作において他者がすべて行った。

    8.  この動作はなかった

### J2h.　食事

どのように食べたり飲んだりするか（うまい下手は問わない）。他の手段（経管栄養や完全経静脈栄養など）による栄養摂取も含む。

    0.  自立：すべての動作に身体援助，準備，見守りはなかった。

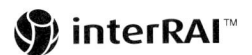 

1. 自立，準備の援助のみ：物品や用具を用意したり，手の届く範囲に置くのみで，すべての動作において身体援助も見守りもなかった。
2. 見守り：見守り／合図。
3. 限定的な援助：四肢の動きを助ける，体重を支えずに身体的な誘導をする。
4. 広範囲な援助：本人が必要な動作を50％以上実施し，1人の援助者による体重を支える（四肢を持ち上げることも含む）援助。
5. 最大限の援助：2人以上の援助者による体重を支える（四肢を持ち上げることも含む）援助，または，50％以上に及ぶ体重を支える援助。
6. 全面依存：すべての動作において他者がすべて行った。
8. この動作はなかった

**J3. 車いす自操距離**
過去3日間に本人が1回に移動した最長距離（電動車いすの使用も含む）。
0. 車いすを押してもらった
1. 電動車いすや電動三輪車（スクーター）を利用した
2. 5 m 未満を自分で操作した
3. 5～49 m を自分で操作した
4. 50～99 m を自分で操作した
5. 100 m 以上を自分で操作した
8. 車いすは使用しなかった

**J4. 身体機能の潜在能力**
**J4a. 本人は自分の身体機能が向上すると信じている**
0. いいえ
1. はい

**J4b. ケアスタッフは本人の身体機能が向上すると信じている**
0. いいえ
1. はい

**J5. 過去90日間（または前回アセスメント以降）のADLの変化**
0. 改善した
1. 変化なし
2. 悪化した
8. 判定不能

**Jのメモ**

## K 失禁

**K1. 尿失禁**
0. 失禁していない：完全なコントロール。排泄を促される。排尿訓練を受けるなどの合図や見守りによって達成されたコントロールも含む。カテーテルや採尿する用具を使用していない。
1. 3日間にわたりカテーテルやろうで管理されている
2. まれに失禁する：過去3日間に失禁はないが，失禁したことがある
3. 時に失禁する：毎日ではないが，失禁があった
4. 頻繁に失禁する：毎日失禁するが，いくらかのコントロールがある
5. 失禁状態：膀胱のコントロールがない
8. 尿の排泄はなかった：過去3日間に尿の排泄はなかった

**K2. 尿失禁器材（おむつやパッドは除く）**
0. なし
1. 外部（コンドーム型）カテーテル
2. 留置カテーテル
3. 膀胱ろう，腎ろう，尿管皮膚ろう

**K3. 便失禁**
0. 失禁しない：完全なコントロール。ろうなし。
1. ろうがあり，失禁しない：過去3日間ろうを用いてコントロールされている。
2. まれに失禁：過去3日間に失禁はないが，失禁したことがある。
3. 時に失禁：毎日ではないが失禁する。
4. 頻繁に失禁：毎日失禁するが，いくらかコントロールされている。
5. 失禁状態：コントロールはない。
8. 排便はなかった：過去3日間に排便はなかった。

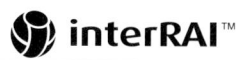

Kのメモ

L のメモ

---

## L 薬剤

L1. 全使用薬剤のリスト
L1a. 薬剤名
L1b. 1日量
L1c. 単位
L1d. 経路

    1. 経口（経口，舌下）

    2. 注射（静注，皮下注，筋注）

    3. 外用（坐薬［坐剤，軟膏剤，浣腸など］，点眼，点鼻，外皮［塗布，貼付，スプレーなど］，口腔［含嗽，噴霧]）など

    4. 経管（経鼻，PEG など）その他

L1e. 回数
L1f. 頓用

    0 いいえ

    1 はい

| a. 薬剤名 | b. 1日量 | c. 単位 | d. 経路 | e. 回数 | f. 頓用 |
|---|---|---|---|---|---|
| | | | | | |
| | | | | | |
| | | | | | |
| | | | | | |
| | | | | | |
| | | | | | |
| | | | | | |
| | | | | | |
| | | | | | |
| | | | | | |
| | | | | | |
| | | | | | |
| | | | | | |
| | | | | | |
| | | | | | |
| | | | | | |

L2. 薬のアレルギー

    0. わかっている薬剤アレルギーはない

    1. ある

---

## M 治療とケアプログラム

M1. 過去3日間（3日未満の場合は前回のアセスメント以降）に受けた，または予定された治療やプログラム

M1a. 排便コントロール

    0. 計画も，実施もされなかった

    1. 計画されたが，実施されなかった

    2. 過去3日間のうち1～2日実施した

    3. 過去3日間毎日実施した

    8. 治療やケアの拒絶

M1b. 抗がん剤治療

    0. 計画も，実施もされなかった

    1. 計画されたが，実施されなかった

    2. 過去3日間のうち1～2日実施した

    3. 過去3日間毎日実施した

    8. 治療やケアの拒絶

M1c. 補完的な非薬物疼痛療法

マッサージや音楽など

    0. 計画も，実施もされなかった

    1. 計画されたが，実施されなかった

    2. 過去3日間のうち1～2日実施した

    3. 過去3日間毎日実施した

    8. 治療やケアの拒絶

M1d. 本人または家族との情報交換

    0. 計画も，実施もされなかった

    1. 計画されたが，実施されなかった

    2. 過去3日間のうち1～2日実施した

    3. 過去3日間毎日実施した

    8. 治療やケアの拒絶

M1e. 経静脈的薬物投与

    0. 計画も，実施もされなかった

    1. 計画されたが，実施されなかった

    2. 過去3日間のうち1～2日実施した

    3. 過去3日間毎日実施した

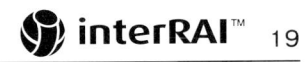 

8. 治療やケアの拒絶

**M1f. 栄養相談**

0. 計画も，実施もされなかった
1. 計画されたが，実施されなかった
2. 過去3日間のうち1～2日実施した
3. 過去3日間毎日実施した
8. 治療やケアの拒絶

**M1g. 酸素療法**

0. 計画も，実施もされなかった
1. 計画されたが，実施されなかった
2. 過去3日間のうち1～2日実施した
3. 過去3日間毎日実施した
8. 治療やケアの拒絶

**M1h. 鎮静**

0. 計画も，実施もされなかった
1. 計画されたが，実施されなかった
2. 過去3日間のうち1～2日実施した
3. 過去3日間毎日実施した
8. 治療やケアの拒絶

**M1i. 疼痛自己調整法（PCAポンプ）**

0. 計画も，実施もされなかった
1. 計画されたが，実施されなかった
2. 過去3日間のうち1～2日実施した
3. 過去3日間毎日実施した
8. 治療やケアの拒絶

**M1j. 放射線療法**

0. 計画も，実施もされなかった
1. 計画されたが，実施されなかった
2. 過去3日間のうち1～2日実施した
3. 過去3日間毎日実施した
8. 治療やケアの拒絶

**M1k. 吸引**

0. 計画も，実施もされなかった
1. 計画されたが，実施されなかった
2. 過去3日間のうち1～2日実施した
3. 過去3日間毎日実施した
8. 治療やケアの拒絶

**M1l. 気管切開口のケア**

0. 計画も，実施もされなかった
1. 計画されたが，実施されなかった

2. 過去3日間のうち1～2日実施した
3. 過去3日間毎日実施した
8. 治療やケアの拒絶

**M1m. 体位変換／姿勢保持**

0. 計画も，実施もされなかった
1. 計画されたが，実施されなかった
2. 過去3日間のうち1～2日実施した
3. 過去3日間毎日実施した
8. 治療やケアの拒絶

**M1n. 人工呼吸器**

0. 計画も，実施もされなかった
1. 計画されたが，実施されなかった
2. 過去3日間のうち1～2日実施した
3. 過去3日間毎日実施した
8. 治療やケアの拒絶

**M1o. 創のケア**

0. 計画も，実施もされなかった
1. 計画されたが，実施されなかった
2. 過去3日間のうち1～2日実施した
3. 過去3日間毎日実施した
8. 治療やケアの拒絶

**M1p. 聖職者によるケア**

0. 計画も，実施もされなかった
1. 計画されたが，実施されなかった
2. 過去3日間のうち1～2日実施した
3. 過去3日間毎日実施した
8. 治療やケアの拒絶

**M1q. その他のケア（　　　　　　　）**

0. 計画も，実施もされなかった
1. 計画されたが，実施されなかった
2. 過去3日間のうち1～2日実施した
3. 過去3日間毎日実施した
8. 治療やケアの拒絶

**M2. 現在利用中のケアやサービス**

**M2a. 訪問介護**

0. 利用なし
1. 利用あり

**M2b. 訪問入浴介護**

0. 利用なし
1. 利用あり

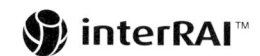

M2c. 訪問看護
- 0. 利用なし
- 1. 利用あり

M2d. 訪問リハビリテーション
- 0. 利用なし
- 1. 利用あり

M2e. 訪問薬剤管理指導
- 0. 利用なし
- 1. 利用あり

M2f. 訪問栄養食事指導
- 0. 利用なし
- 1. 利用あり

M2g. 訪問歯科診療
- 0. 利用なし
- 1. 利用あり

M2h. 訪問診療
- 0. 利用なし
- 1. 利用あり

M2i. 通所介護（デイサービス）
- 0. 利用なし
- 1. 利用あり

M2j. 通所リハビリテーション（デイケア）
- 0. 利用なし
- 1. 利用あり

M2k. 短期入所生活介護，短期入所療養介護
（ショートステイ）
- 0. 利用なし
- 1. 利用あり

M2l. 介護小規模多機能居宅介護
- 0. 利用なし
- 1. 利用あり

M2m. 看護小規模多機能居宅介護
- 0. 利用なし
- 1. 利用あり

M2n. 定期巡回・臨時対応型訪問介護看護
- 0. 利用なし
- 1. 利用あり

M2o. その他（　　　　　　　　　　）
- 0. 利用なし
- 1. 利用あり

## M3. 病院・救急外来の利用

過去 90 日間の回数（90 日未満の場合，前回アセスメント以降）

M3a. 急性期病院での入院

M3b. 救急外来（入院に至ったものは含まない）

M のメモ

## N　意思決定権と事前指示

N1. 意思決定権

N1a. 医療に関する本人の希望がある
- 0. いいえ
- 1. はい
- 8. 不明／判断できない

N1b. 法定後見人等がいる
- 0. いいえ
- 1. はい
- 8. 不明／判断できない

N1c. 任意後見制度を利用している
- 0. いいえ
- 1. はい
- 8. 不明／判断できない

N1d. 代理決定について家族内で合意がある
- 0. いいえ
- 1. はい
- 8. 不明／判断できない

N1e. 代理決定する家族の続柄（N1d が「1. はい」の場合）
（N1d が「0. いいえ」もしくは「8. 不明／判断できな

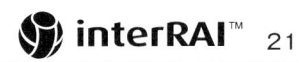 

い」の場合はこの項目を飛ばして N2 へ進む）

1. 子
2. 義理の子
3. 配偶者／パートナー
4. 親
5. 兄弟姉妹
6. その他（　　　　　）

空欄（N1d が「0. いいえ」「8. 不明／判断できない」の場合）

## N2. 事前指示
### N2a. 蘇生術
0. 希望しない（拒否する）
1. 希望する
8. 決められない，判断できない

### N2b. 延命のための治療
0. 希望しない（拒否する）
1. 希望する
8. 決められない，判断できない

### N2c. 延命効果を伴った入院や治療
0. 希望しない（拒否する）
1. 希望する
8. 決められない，判断できない

### N2d. 救急搬送
0. 希望しない（拒否する）
1. 希望する
8. 決められない，判断できない

### N2e. 経鼻経管栄養
0. 希望しない（拒否する）
1. 希望する
8. 決められない，判断できない

### N2f. 胃ろう造設
0. 希望しない（拒否する）
1. 希望する
8. 決められない，判断できない

### N2g. TPN/IVH（中心静脈栄養）
0. 希望しない（拒否する）
1. 希望する
8. 決められない，判断できない

### N2h. （水分補給のための）点滴
0. 希望しない（拒否する）
1. 希望する
8. 決められない，判断できない

## N3. 本人の希望
### N3a. 自宅での死
0. 希望しない
1. 希望する
8. 決められない，判断できない

### N3b. 現在生活している場での死
0. 希望しない
1. 希望する
8. 決められない，判断できない

### N3c. 今すぐにでも死にたい
0. 希望しない
1. 希望する
8. 決められない，判断できない

### N メモ

## O 支援状況

### O1. 他者と関わる時間
過去 24 時間に本人が家族や友人と過ごした時間を記録する
0. 接触なし
1. 1 時間未満
2. 1〜4 時間
3. 4 時間以上

### O2. インフォーマルな援助者
#### O2a. 本人との関係（主）
本人との関係（副）
1. 子，義理の子
2. 配偶者
3. パートナー
4. 親／後見人
5. 兄弟姉妹

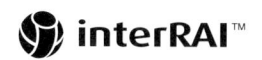

6. その他の親戚
7. 友人
8. 近所の人
9. いない

**O2b. 同居（主）**

**同居（副）**

0. いいえ
1. 6 カ月未満
2. 6 カ月以上
8. いない

**O2c. 日常的／ほぼ日常的に本人と連絡を取って**
**いる（主）**

**日常的／ほぼ日常的に本人と連絡を取って**
**いる（副）**

0. いいえ
1. はい，電話／電子メール・SNS で
2. はい，直接会った
8. 援助者はいない

過去 3 日間のインフォーマルな援助分野

**O2d. IADL の援助（主）**

**IADL の援助（副）**

0. いいえ
1. はい
8. いない

**O2e. ADL の援助（主）**

**ADL の援助（副）**

0. いいえ
1. はい
8. いない

**O3. 過去 3 日間のインフォーマルな援助量**

過去 3 日間に家族，友人，近所の人などが IADL や ADL
の援助に費やした時間

**O4. インフォーマルな援助者の状況**

**O4a. 家族との強固で協力的な関係**

0. いいえ
1. はい

**O4b. インフォーマルな援助者（たち）はこれ以上**
**ケアを続けられない**

援助者の健康上の理由で継続が困難な場合など

0. いいえ

1. はい（続けられない）

**O4c. 主なインフォーマルな援助者は苦悩，怒り，**
**うつを表現する**

0. いいえ
1. はい

**O4d. 家族や近い友人は利用者の病気によって**
**憔悴している**

0. いいえ
1. はい

**O5. 好む活動**

**O5a. 友人などとの面会**

0. したくない
1. 現在の活動状況で続ける
2. 続けない，減らす
3. 追加する，増やす

**O5b. 電話／電子メール・SNS による連絡**

0. したくない
1. 現在の活動状況で続ける
2. 続けない，減らす
3. 追加する，増やす

**O5c. 人生について語り合う，思い出す**

0. したくない
1. 現在の活動状況で続ける
2. 続けない，減らす
3. 追加する，増やす

**O5d. 1 人でいたい**

0. したくない
1. 現在の活動状況で続ける
2. 続けない，減らす
3. 追加する，増やす

**O5e. レクリエーション**

0. したくない
1. 現在の活動状況で続ける
2. 続けない，減らす
3. 追加する，増やす

**O のメモ**

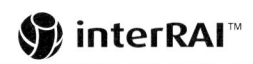 

## P　終了

（注：終了時のみ）

**P1.　終了日**

（西暦で記入）

**P2.　終了時の状況**

**P2a.　サービス終了の理由**

1. 死亡
2. 死亡以外（退所，退院等）
3. その他（　　　　　　　　　　　　　）

**P2b.　今後の居住場所（死亡の場合は死亡場所）**

1. 自宅／家族の家：一戸建て，集合住宅（マンション・アパート）など。
2. サービス付き高齢者住宅：介護保険の特定施設の指定を受けていることもある。バリアフリー化され，共有のスペースがあるのが普通である。
3. 老人ホーム：介護付きの有無にかかわらずバリアフリー化され，共有のスペースがある高齢者向け施設。養護・軽費・有料老人ホームなど。特別養護老人ホームを除く。
4. 認知症対応型共同生活介護（グループホーム）
5. 介護老人福祉施設（特別養護老人ホーム）
6. 介護老人保健施設
7. 介護療養型老人保健施設
8. 介護医療院
9. 短期入所生活介護・短期入所療養介護（ショートステイ）
10. 精神科病院／病棟
11. 緩和ケア病院／病棟
12. 医療療養型病院／病棟
13. 上記（10.～12.）以外の場
14. 障害者支援施設
15. 障害者共同生活援助（障害者グループホーム）
16. その他：上記に含まれない。

**Pのメモ**

## Q　アセスメント情報

**Q1.　アセスメント担当者のサイン**

**Q2.　アセスメント完成日**

（西暦で記入）

**Qのメモ**

インターライ方式看取りケアのためのアセスメント表

# CAP 選定表

【選定する際の条件】

○：単独でトリガー

②：2つ以上該当した場合にトリガー（CAP3, 4）

❶：1つだけ該当した場合にトリガー（CAP4）

●：1つも該当しない，もしくは1つのみ該当した場合にトリガー（CAP8）

☆：必須条件。☆にチェックされていて，さらに○に該当していればトリガー（CAP5）

☆：必須条件。☆にチェックされていて，さらに⑤に5つ以上該当していればトリガー（CAP7）

☆：必須条件。☆にチェックされていて，さらに❹が4つ以下しか該当しない場合にトリガー（CAP7）

★：必須条件。★にチェックされていて，さらに②に2つ以上該当していればトリガー（CAP8）

★：必須条件。★にチェックされていて，●が1つも該当しない，もしくは1つのみ該当する場合にトリガー（CAP8）

| A | 予後 | A11a＝1～3 |
|---|---|---|
| C | 痛み | C1a＝0, 1 |
| | | C1b＝3, 4 かつ C1c＝1, 2（PPI 3） |
| | | C1b＝3, 4 かつ C1c＝3（PPI 4） |
| | | C1b＝1, 2 かつ C1d＝1（PPI 2） |
| | 呼吸困難（息切れ） | C2＝2, 3 |
| | 疲労感 | C3＝3, 4 |
| | 転倒 | C4＝1～3 |
| | 問題の頻度 | C6（b, g, i, l, m）＝3, 4 |
| | | C6i＝2～4 |
| | | C6（g, h, k）＝2～4 |
| D | 栄養上の問題 | BMI が 20 以下 |
| | | D2a＝1 |
| | | D2a＝0 |
| | | D2b＝1 |
| | 栄養摂取量の自己評価 | D4a＝1, 8 |
| E | 最重度の褥瘡 | E1＝1～5 |
| | 褥瘡以外の皮膚潰瘍 | E3＝0 |
| F | 記憶を想起する能力 | F3a＝1 |
| | せん妄の兆候 | F4a～c＝1, 2 |
| | 精神状態の急な変化 | F5＝1 |
| H | うつ，不安，悲しみの気分の兆候 | DRS≧3 |
| | | H1（f, g, h, j）＝2, 3 |
| | 利用者自身が答えた気分 | H2a～c＝3, 8 |
| | | H2a～c＝2, 3 |
| I | 人生の完成 | I1（a, c）＝0 |
| J | ADL | J2（b, e, g）＝0～3 |
| K | 便失禁 | K3＝0, 1 |
| N | 本人の希望 | N3c＝1 |

**1 CAP 選定表**

| 1 せん妄 | 2 呼吸困難 | 3 疲労感（ハイリスク／重度の疲労） | 3 疲労感（中等度リスク／重度の疲労を持つ危険性がある） | 4 気分（複数） | 4 気分（単一） | 5 栄養（BMI低・体重減少している） | 5 栄養（BMI低・体重減少していない） | 6 痛み（ハイリスク） | 6 痛み（中等度リスク） | 7 褥瘡（改善する可能性が高い） | 7 褥瘡（改善が困難） | 8 睡眠障害（改善する可能性が高い） | 8 睡眠障害（改善する可能性が中等度） |
|---|---|---|---|---|---|---|---|---|---|---|---|---|---|
|  |  |  | ② |  |  |  |  |  |  |  |  |  |  |
|  |  |  |  |  |  |  |  |  |  | ⑤ | ❹ |  |  |
|  |  |  |  |  |  |  | ○ |  |  |  |  |  |  |
|  |  |  |  |  |  |  | ○ |  |  |  |  |  |  |
|  |  |  |  |  |  |  |  |  | ○ |  |  |  |  |
|  | ○ |  |  |  |  |  |  |  |  |  |  |  |  |
|  |  | ○ |  |  |  |  |  |  |  |  |  |  |  |
|  |  |  | ② |  |  |  |  |  |  |  |  |  |  |
|  |  |  | ② |  |  |  |  |  |  |  |  |  |  |
|  |  |  |  |  |  |  |  |  |  |  |  | ★ | ★ |
|  |  |  |  |  |  |  |  |  |  |  |  | ② | ● |
|  |  |  |  |  |  | ☆ | ☆ |  |  |  |  |  |  |
|  |  |  |  |  |  | ○ |  |  |  |  |  |  |  |
|  |  |  |  |  |  |  | ○ |  |  |  |  |  |  |
|  |  |  |  |  |  |  |  |  |  |  |  | ② | ● |
|  |  |  | ② |  |  |  |  |  |  |  |  |  |  |
|  |  |  |  |  |  |  |  |  |  | ☆ | ☆ |  |  |
|  |  |  |  |  |  |  |  |  |  | ⑤ | ❹ |  |  |
|  |  |  | ② |  |  |  |  |  |  |  |  |  |  |
| ○ |  |  |  |  |  |  |  |  |  |  |  |  |  |
| ○ |  |  |  |  |  |  |  |  |  |  |  |  |  |
|  |  |  | ② |  |  |  |  |  |  |  |  |  |  |
|  |  |  |  |  |  |  |  |  |  |  |  | ② | ● |
|  |  |  | ② |  |  |  |  |  |  |  |  |  |  |
|  |  |  |  | ② | ❶ |  |  |  |  |  |  |  |  |
|  |  |  |  |  |  |  |  |  |  |  |  | ② | ● |
|  |  |  |  |  |  |  |  |  |  | ⑤ | ❹ |  |  |
|  |  |  |  |  |  |  |  |  |  | ⑤ | ❹ |  |  |
|  |  |  |  | ② | ❶ |  |  |  |  |  |  |  |  |

# 第 2 章

# アセスメント表の記入要綱

　アセスメント表の完成を容易にし，各項目を一貫して解釈できるようにするため，この章では各見出しを以下のように規定する。

**目的**　この項目（または一連の項目）がアセスメント表に含まれている理由。この情報に基づく問題の特定やケアプランの作成についても触れている。

**定義**　キーワードの説明。

**方法**　正しいアセスメントをするための情報源と情報収集方法。情報源には以下が含まれる。
- ・利用者本人と話す，観察する
- ・家族，ケアスタッフ，多職種チームのメンバーと情報交換を行う
- ・カルテやその他の文書を確認する

**記入**　各項目の選択肢の説明と，正しく記録する方法。
　これは，アセスメント表の順番に沿っている。

**事例**　以下に，本書のために作成された各事例のプロフィールを簡単に紹介する。
　各項目を理解しやすくするために，本書の随所に事例を掲載している。

---

### 事例のプロフィール

**Aさん**

**診断名：アルツハイマー型認知症**

　Aさん（84歳，女性）は地方都市で生まれ，高校卒業後に首都圏で製造業に就職した。22歳の頃に金融機関に勤務する夫（76歳のときに死別）と結婚。その後は専業主婦として2人の娘と1人の息子（長女61歳，次女59歳，長男56歳）をもうけた。子どもたちはそれぞれ結婚して首都圏近郊に暮らしており，Aさん夫婦は首都圏のマンション（持ち家・3LDK）に夫と住んでいた。

　Aさんは68歳の頃から物忘れや見当識の障害が目立つようになり，アルツハイマー型認知症の診断を受けた。72歳の頃に自宅近くを散歩中転倒し，大腿骨頸部を骨折し，人工股関節置換術を行い身体障害者手帳4級と要介護4の認定を受け自宅に退院した。

　その後は，夫による介護と訪問介護などの介護保険サービスを利用して自宅で生活を続けてい

たが，76歳のとき，夫が脳出血で入院（その3カ月後に死亡）した際，自宅での生活継続が困難となったため，特別養護老人ホーム（特養）に入所した。

　入所後は，介護サービスを受けながら安定した生活をしていたものの，80歳のときにアルツハイマー型認知症の進行によりADL全介助およびコミュニケーション困難となり要介護5になった。

　83歳になった昨年からは尿路感染症などにより特養の協力医療機関（急性期病院）へ入院を繰り返すようになり，また，嚥下機能も衰え次第に食事量が減ってきている。

## Bさん
### 診断名：筋萎縮性側索硬化症

　Bさんは52歳の女性で，3年前に筋萎縮性側索硬化症（ALS）と診断された。他に慢性的な健康問題はない。Bさんは30年連れ添った夫と暮らしている。彼女には，同じ市内に住んでいて未就学児が3人いる娘が1人いる。夫は経営者として自営業を営んでいる。Bさんは以前，社会福祉士として福祉施設で働いていた。Bさんは段差のある家に住んでおり，同じ階にトイレがない。最近まで機能低下はほとんどなかった。現在は，車いすでの生活となり，2人での移動介助が必要となっている。現在はリビングが主な生活の場となっている。

## Cさん
### 診断名：肝転移を伴う大腸がん

　Cさんは75歳の男性で，最近，肝転移を伴う大腸がんと診断された。Cさんは約6カ月前から腹痛を訴えていて，4カ月前にがんと診断された時には，体重が10キロ以上減少していた。その際，入院して腫瘍の生検と腫瘍減量術を行った結果，ストーマを造設してオストメイトとなった。現在，化学療法を受けており，腸閉塞の可能性があるとのことである。Cさんは妻と結婚して55年になる。妻は7年前に脳卒中で倒れ，失語症と右半身麻痺が残り，車いすを使用して，Cさんと娘が介護している。Cさんは，妻と娘夫婦，19歳の孫の5人家族である。Cさんの娘は，母親（Cさんの妻）の介護のため自宅で仕事をしている。Cさんにはその他に4人の息子がおり，彼らは同じ市内に住んでいるものの，Cさん夫婦の日常的なケアには関わっていない。しかし，息子たちは，両親に関する重要な意思決定には自分たちも参加しなければならないと考えている。

## Dさん
### 診断名：乳がん

　Dさんは32歳の女性で，3年前から乳がんと闘っている。3カ月前に背中の痛みを訴え，緊急MRI検査を受けた後，放射線治療を行った結果，脊髄が完全に圧迫されたため下半身不随となり，腸や膀胱の機能も失われた。この6週間，身体機能の状態は着実に悪化しており，痛みやその他の症状のコントロールが不十分であるため，終末期医療の可能性を考慮して緩和ケア病棟に入院した。

　Dさんは離婚している。乳がんと診断されたときに夫が家を出て行き，3人の子ども（8歳，5歳，4歳）の面倒をみることになった。末っ子は広汎性発達障害(PDD)と診断され，家庭や保育園での非常に粗暴破壊的な行動など，複数の問題を抱えている。長女はきょうだいの世話役を引き受けているが，勉強がうまくいっておらず，悪夢にうなされることもある。5歳の子も行動に

問題があり，しばしば弟の真似をしたり，Ｄさんに口答えをしたりしている。

　Ｄさんは，障害者手帳と不定期の養育費で生活している。病院に入院してからは，子どもたちは義理の両親が面倒を見てくれている。義理の両親との関係は良好ではなかったが，今はみんなで仲良くしようと努力している。元夫は別の市で仕事をしており，関わりはない。彼は月に1回，子どもたちを訪ねてくる。

# A. 基本情報

**目的**

　このセクションでは，本人とその背景に関する基本情報を収集する。これまでの背景や，適切なケアの方法を見極めるうえで重要である。

## A1.　　　　氏名

**定義**　　　　戸籍上の氏名

## A2.　　　　性別

**記入**
  1. 男性
  2. 女性

## A3.　　　　生年月日

## A4.　　　　婚姻状況

**記入**　　　　本人の現在の婚姻状況を選択する。長期にわたる関係であっても，籍が入っていない関係や同性婚は「3」を選択する。
  1. 結婚したことがない
  2. 結婚している
  3. パートナーがいる
  4. 死別した
  5. 別居中，事実上婚姻関係にない
  6. 離婚した

## A5.　　　　介護保険証番号

A5a.　保険者番号
A5b.　被保険者番号

## A6.　　　　事業所番号

## A7.　　　　要介護度／その他の認定

A7a.　要介護度

記入            0. 現在有効な認定結果がない
                     1. 要支援 1
                     2. 要支援 2
                     3. 要介護 1
                     4. 要介護 2
                     5. 要介護 3
                     6. 要介護 4
                     7. 要介護 5

## A7b. その他の認定（ある場合のみ）

注：その他の認定を受けている場合は記入する。ない場合はこの項目を飛ばして A8 に進む。

# A8. アセスメントの理由

目的         今回アセスメントする理由を記録する。

記入
1. **初回アセスメント**：サービスの開始時や相談受付時のアセスメント。
2. **定期アセスメント**：ケアの期間中，定期的に行われる包括的な再評価（例：初回アセスメントの 3 カ月後）ただし，その際に著変があった場合は，定期アセスメントであっても「4（著変時アセスメント）」を記入する。
3. **再開時アセスメント**：病院から退院したときなど，緩和ケアを再開するときに行う評価（たとえば，自宅への一時退院や外泊時など）。
4. **著変時アセスメント**：利用者の状態または状況が顕著に変化したため，継続するケアの途中で行うフルアセスメント。状態の変化に伴い，入院などがあった場合（たとえば，外科病棟に滞在した後，緩和ケアに戻った場合）のアセスメントは「3」を選ぶ。
5. **最後の 3 日間のサービスを含む終了時アセスメント**：死亡直後に実施するアセスメントで，その人の人生の最後の 3 日間を表す。または，緩和ケアを終了し（予期せぬ回復を遂げた場合など），この施設・機関からのサービスを終了する利用者に対して実施するアセスメント。
6. **終了時の記録のみ**：サービスの終了時（利用者の記録を終えるとき）にフルアセスメントをせず，記録を残すだけの場合。この項目は，利用者が施設／機関からのサービスを受けなくなったことをデータシステムに記録するためのものである。死亡，サービス再開が予想されない場合の病院への転院，短期入院などが考えられる。
7. **その他**：質の評価，臨床研究，ケアプランの正当性の評価などを目的とし，通常の定期アセスメント以外でアセスメントを行う場合。

---

**事例：アセスメントの理由の記入例**

A さん

　A さんは急性期病院からもともと生活していた特養に退院してきたところであり，A8 は「3（再開時アセスメント）」と記入する。

B さん

　B さんは身体機能が最近低下してきたので，ケアマネジャーは全面的な再アセスメントを行うことにした。A8 は「4（著変時アセスメント）」と記入する。

---

## A9.　　　疾患

**目的**　　現在の ADL，認知機能，気分や行動の状態，医学的治療，または死亡のリスクに関連する疾患を記録する。すでに解決された状態や，利用者のケアに関連していない場合は除く。

**方法**　　急性期病院に入院していた場合，退院書類には入院中の診断名が記載されている。その診断がまだ有効であれば，アセスメント表に記録する。かかりつけ医や訪問看護師に相談する。本人や家族にも聞いてみて，臨床的に妥当と思われる場合は，集めた情報を使用する。無効な診断名は記載しない。

**記入**　　すべての診断名を記載し，それぞれについて下記の疾患区分を選ぶ。可能であれば，ICD-CM コードも記入する。

1. **主診断である**：現時点の診断（1つ以上も可）。主な疾患を記録する。
2. **診断があり，治療を受けている**：治療には，投薬，療法，創傷ケアや吸引などその他専門技術を必要とするケアが含まれる。
3. **診断があり，経過観察されているが，治療は受けていない**：定期検査や測定など経過観察されているが，治療は受けていない。

---

**事例：疾患の記入例**

A さん

　A さんは，アルツハイマー型認知症があり，先日までの入院では誤嚥性肺炎と尿路感染症と診断されたが現在は軽快し経過観察のみとなっている。

| 診断名 | 疾患区分 |
|---|---|
| a．アルツハイマー型認知症 | 1 |
| b．肺炎 | 3 |
| c．尿路感染症 | 3 |
| d．低カリウム血症 | 2 |
| e．骨粗しょう症 | 2 |
| f．慢性胃炎 | 2 |

**Bさん**

筋萎縮性側索硬化症（ALS）の診断を受けたBさんは，他の医学的診断は受けていない。

| 診断名 | 疾患区分 |
|---|---|
| a．筋萎縮性側索硬化症 | 1 |

**Cさん**

Cさんは大腸がんで，肝臓にも転移している。Cさんは5年前に慢性閉塞性肺疾患（COPD）と診断された。また，2型糖尿病も患っており，以前はうまくコントロールされていたが，現在はより詳細な観察と薬の調整が必要となっている。高血圧の既往歴があり，血圧を下げる薬を服用している。

| 診断名 | 疾患区分 |
|---|---|
| a．大腸がん | 1 |
| b．肝転移 | 1 |
| c．慢性閉塞性肺疾患（COPD） | 2 |
| d．2型糖尿病 | 2 |
| e．高血圧症 | 2 |

**Dさん**

Dさんは，3年前に乳がん，1年前に多発性骨転移と診断された。現在は，骨転移の影響で臍帯圧迫があり，入院の理由となっている。

| 診断名 | 疾患区分 |
|---|---|
| a．乳がん | 1 |
| b．骨転移 | 1 |
| c．臍帯圧迫 | 1 |

## A10.　　本人のケアの目標

**目的**　　アセスメントを受ける利用者は，ケアチームの重要なメンバーである。自分のケアの目標が何であるかを理解してもらうことは重要であり，このことにより利用者をチームの積極的なメンバーになるように促すことができる。この項目は，利用者中心のケアプランを立てるための出発点ともなる。

**定義**　　利用者のケア目標には，身辺整理，苦痛のない死，服薬管理の支援，医療機関の予約管理の支援など，さまざまな問題が含まれる可能性がある。

**方法**　　利用者に，どのようなサービスを望んでいるかを尋ねて，記録する。ケアの目標に

関する質問は，できる限り一般的な言い方で質問する。たとえば，「私たちは何をしましょうか？」「サービスを受けることで，実現したいことはありますか？」「どのようなことを期待していますか？」など。本人には自分の言葉で表現するように促し，本人が表明した目標のみを記録する。たとえば，本人が「痛みをなくしたい」「残りの人生を自宅で過ごし，痛みをなくしたい」と言った場合，アセスメント担当者やケアスタッフの解釈を決して入れない。本人が応答しても目標を明確に説明できない場合（たとえば，「本当にわからない」などのコメントがある場合は，「なし」と入力する）。本人が意思表示をしない場合は，「なし」と記録する。

**記入**　　利用者本人の言葉を記録する。回答欄を使用して，本人の主なケア目標を記録する。本人がケアの目標を明確に説明できない，または何の回答もできない場合は，「なし」と記録する。

---

### 事例：本人のケアの目標の記入例

**Bさん**

Bさんは家にいたいと思っている。家族に負担をかけたくないので，できるだけ自分でやりたいと考えている。どれが一番重要かを判断できなかったので，A10に以下のように記入する。

・家にいる
・家族とのコミュニケーション
・可能な限り自立した生活を送る

**Cさん**

Cさんに，「何か希望はありますか？　私たちがお手伝いできることはありますか？」と尋ねたところ，「妻と家にいられるようにしてほしい」と話した。A10には「妻と家にいる」と記入する。

---

## A11.　　予後

**目的**　　(a) 死亡までの推定生存期間に関する情報と，(b) 利用者の予後に対する認識を得ること。

**定義**　　アセスメント基準日（A12）を起点とした死亡までの時間の推定値。

**方法**　　利用者，家族，ケアスタッフ，医療記録からの情報を用いて，予想される生存期間を推定する。アセスメント担当者は，利用者および家族と対話する際には慎重に進める必要がある。家族は本人の終末期の状態について知らされていないかもしれないし，本人や家族が否定しているかもしれない。A11bについては，利用者が自分の終末期の状態を理解しているかどうかを探らない。この項目は，利用者がアセスメント担当者などにそのような発言をした場合にのみ記録される。

## A11a. 推定生存期間

記入 　　　　アセスメント基準日（A12）からの推定生存期間を記録する。
　　　　　　　1. 死が迫っている（数日以内）
　　　　　　　2. 6週間未満
　　　　　　　3. 6週間以上，6カ月未満
　　　　　　　4. 6カ月以上

## A11b. 末期と診断されていると認識していることを言葉にする

　　　　　　　注：無理に聞き出そうとしない。

記入 　　　　0. いいえ
　　　　　　　1. はい，言葉にしている

---

### 事例：予後の記入例

**Bさん**

　Bさんは3年前にALSと診断された。彼女の健康状態はここ1カ月で悪化している。最近の肺機能検査では，以前の検査に比べて呼吸状態が著しく悪化していることがわかった。彼女は毎朝，頭痛で目が覚めるようになった。現在の病気の経過に基づいて，ケアマネジャーは予後を予測した。Bさんは，自分の健康状態が悪化していることを認識しており，陽圧呼吸療法が開始されたことから，予後が6カ月以内である可能性が高いことを認識している。彼女はこのことを主治医やケアマネジャーと率直に話し合っている。

　A11a（推定生存期間）は「3」と記入する。A11b（末期と診断されていると認識していることを言葉にする）は「1」と記入する。

**Cさん**

　ケアマネジャーは病院からCさんの状態が急速に悪化することが予想されると言われ，6カ月以内の予後を告げられた。Cさんは自分の健康問題について話すときに予後については語らず，ケアマネジャーも探りを入れなかった。娘は予後を知っており，「弟たちが"言われたら諦めて死んでしまう"と主張しているので，父親に予後のことを言わないでほしい」とケアマネジャーに依頼した。

　A11a（推定生存期間）は「3」と記入する。A11b（末期と診断されていると認識していることを言葉にする）は「0」と記入する。

---

## A12. 　　　　アセスメント基準日

目的 　　　　利用者のアセスメントに参加するすべてのケアスタッフにとっての，共通の観察期間の基準日を設定する。それぞれのケアスタッフは，アセスメントを別の日にそれぞれ実施することもあるが，この基準日を設定することによって，すべてのケアスタッフが同じ期間における本人の状態をアセスメントすることができる。

| | |
|---|---|
| **定義** | アセスメントのための観察期間の最終日。特に規定しない限り，アセスメント期間はアセスメント基準日を含めて過去3日間である。 |

**方法**　　在宅でのアセスメントは通常1回の訪問で収集した情報を用いて記入することが多いが，もしいくつかの項目の記入を次回訪問時に行う場合は，すでに記入したアセスメント基準日における状態にさかのぼってアセスメントする。つまり，アセスメントは何回かの訪問にわたって行われることがあるが，すべての項目はアセスメント基準日の状態に基づくことになる。

施設でアセスメントする場合，入所から3日間の状態を観察する。スタッフは入所当日に情報収集を開始することができるが，これらの項目の記入は3日間の観察期間が終了してから最終的に行う。定期アセスメントでは，アセスメントを終了する期間内の日付を設定する。

## A13.　居住場所

**目的**　　（a）アセスメント時，（b）アセスメントの1年前，（c）今後予定している居住場所をそれぞれ記録すること。居住場所は，長期的な場合も一時的な場合もある。

**方法**　　本人がどこに住んでいるのかわからない場合は，本人や家族に尋ねたり管理上の記録を参照したりして記入する。

**記入**
1. **自宅／家族の家**：一戸建て，集合住宅（マンション・アパート）など。
2. **サービス付き高齢者住宅**：介護保険の特定施設の指定を受けていることもある。バリアフリー化され，共有のスペースがあるのが普通である。
3. **老人ホーム**：介護付きの有無にかかわらずバリアフリー化され，共有のスペースがある高齢者向け施設。養護・軽費・有料老人ホーム。特別養護老人ホームを除く。
4. **認知症対応型共同生活介護（グループホーム）**
5. **介護老人福祉施設（特別養護老人ホーム）**
6. **介護老人保健施設**
7. **介護療養型老人保健施設**
8. **介護医療院**
9. **短期入所生活介護・短期入所療養介護（ショートステイ）**
10. **精神科病院／病棟**
11. **緩和ケア病院／病棟**
12. **医療療養型病院／病棟**
13. **上記（10〜12）以外の場**
14. **障害者支援施設**
15. **障害者共同生活援助（障害者グループホーム）**
16. **その他**：上記に含まれない。

## A14.  同居形態

**目的**　利用者が同居している人と，その人との同居期間を記録する。本人に対しサービスを増やす必要性，あるいは減らせる可能性，さらに別のサービス導入の必要性を判断するのに役立つ。

**方法**　本人か家族に尋ねる。

**記入**　施設への入所の場合は，入所前に誰と暮らしていたのかを記録する。在宅ケアでは，本人が誰と暮らしているかを記録する。なお，在宅サービスが開始するまでの一時的な居住形態はここには含まれない。

1. **一人暮らし**：ペットと暮らす，ホームレスも含まれる。
2. **配偶者／パートナーのみ**：配偶者／パートナーと同居している。婚姻関係は問わない。
3. **配偶者／パートナーとその他と**：配偶者やパートナーと，さらにその他の人との同居している。その他の人は家族であるかは問わない。
4. **（配偶者／パートナーなし）子どもと**：配偶者やパートナーではなく，子ども（たち）と，あるいは子ども（たち）とその他の人と一緒に住んでいる。
5. **（配偶者／パートナーなし）親や保護者と**：配偶者やパートナーや子どもは一緒ではなく，親や保護者と，あるいは親や保護者とその他の人と一緒に住んでいる。
6. **（配偶者／パートナーなし）兄弟姉妹と**：配偶者・パートナー・子・親（保護者）は一緒ではなく，兄弟姉妹（たち）と，あるいは兄弟姉妹（たち）とその他の人と一緒に住んでいる。
7. **（配偶者／パートナーなし）その他の親族と**：配偶者やパートナー，子，親，兄弟姉妹は一緒ではなく，それ以外の親族（たち）と住んでいる（伯母や叔父，甥，姪など）。
8. **（配偶者／パートナーなし）親族以外と**：集団生活（介護施設，グループホーム，刑務所など）や親族以外（たち）との同居（ルームシェアなど）。ホームレスのシェルター利用など1日の宿泊は含まない。

---

### 事例：同居形態の記入例

**Aさん**

A氏は特別養護老人ホームで暮らして8年になるが，入所前は夫婦で暮らしていた。A14は「2」と記入する。

**Bさん**

Bさんは夫と同居している。A14は「2」と記入する。

**Cさん**

Cさんと妻は現在，娘とその家族と一緒に暮らしている。A14は「3」と記入する。

## A15.　　　　　退院後の経過期間

**目的**　　過去 90 日間に起こった直近の入院（病院・有床診療所）がいつであったかを記録する。本人の状態の安定性を評価する項目である。

**定義**　　ここでいう入院は，医療保険施設（病院・有床診療所）への 1 泊以上の入院を意味する。介護保険施設は対象外であり，日帰り手術や外来診療も含まれない。

**方法**　　本人に，最後に入院していた病院から退院してからどのくらいの期間が経過したかを尋ねる。アセスメント基準日からさかのぼって期間を計算する。

**記入**　　過去 90 日間の直近の入院について記録する。アセスメント基準日からの日数を数える。過去 90 日間に入院していなければ「0」を入れる。

- 0.　過去 90 日間に入院していない
- 1.　31〜90 日前に退院した
- 2.　15〜30 日前に退院した
- 3.　8〜14 日前に退院した
- 4.　退院したのは 7 日以内
- 5.　現在入院中

---

### 事例：退院後の経過期間の記入例

**A さん**

A さんは，急性期病院からもともと過ごしていた特別養護老人ホームに退院してきたところである。A15 は「4」と記入する。

**B さん**

B さんは 2 年以上，入院していない。A15 は「0」と記入する。

**C さん**

C さんは約 4 カ月前に腸の手術と生検のために入院したと言っている。ケアマネジャーが娘に確認したところ，手術は 2 カ月前に行われており，5 週間前には予定されていた輸血のために 1 泊入院していたことが判明した。A15 は「1」と記入する。

**D さん**

D さんは，急性期病院の緩和ケア病棟にいる。A15 は「5」と記入する。

# B. 相談受付表

## B1.　入所日（施設）／サービス利用開始日（在宅）

方法　　　　事業者が利用者の記録を開始した日や入所した日を記入する。特別養護老人ホーム入所者が一時的に入院して施設に戻ってきた場合は記入しない。

## B2.　入所またはサービス利用までの経過（自由記述）

## B3.　相談内容（自由記述）

# C.　健康状態

## C1.　　　　　痛み

注：常に利用者に頻度，程度，コントロールについて尋ねる。利用者を観察し，利用者と接する周囲の人に聞く。

**目的**　　　　　　痛みの頻度，程度，痛みのコントロール状況やその他の特徴，兆候，および症状を記録する。この項目は，ケアプランを立てること，痛みの指標を決めること，さらには疼痛管理のためのケアの効果を観察する際に使用できる。

　　　　痛みの定義は，「実際の組織損傷もしくは組織損傷が起こり得る状態に付随する，あるいはそれに似た，感覚かつ情動の不快な体験」である。

**方法**　　　　　　痛みは非常に主観的なものである。利用者が言った通りに評価する。痛みがあることを示す客観的なマーカーやテストはなく，痛みの程度を測ることもできない。利用者が経験することは，もとにある組織損傷の種類や程度とは比例しないこともある。また，慢性的な痛みの原因が特定できない場合もある。いずれにしても，利用者が拒否しない限り，原因がわからなくても，痛みは必ず対応しなければならない。

　　　　痛みの存在とその程度を示す最も正確で信頼できる証拠は，利用者が話す内容である。認知機能が低下している人でも，痛みの自己申告は信頼性があると考えられる。

　　　　しかし，単に「痛みを感じていますか？」と尋ねても，正確な答えを得られないことがある。「痛み」というものが，手術後や足首を捻挫した後などの，激しい痛みであると考えられているからである。たとえば，ある女性は，ベッドから起き上がるときや浴槽に出入りするときに足が痛くなるが，それ以外の時間に痛みは気にならなかった。そのため，本人は痛みを感じていないと言うかもしれない。また，痛みを表現する際には，「不快感」「焼けるような」「つらい」「ずきずきする」「電気が走るような」「締め付けられるような」「重苦しさ」「じんじん・ひりひり感」「うずく」「さしこむ」など，さまざまな言葉が使われる。

　　　　痛みを訴えたら，その程度を尋ねる。

　　　　利用者がなんらかの痛みを感じているかどうかを伝えられない場合は，うめく，顔をしかめる，身構える，などの痛みがあることを示す動作を観察する。人によっては，痛みがあると見分けるのが難しい場合がある。たとえば，認知症の人は，痛みを感じていることを言葉では表現できない場合があり，大きな声を出すなどの特殊な行動によって痛みを示すことがある。このような行動は，痛みだけを示しているわけではないが，アセスメント担当者は，その行動が痛みの二次的なものであるかどうか，アセスメントを通して判断する必要がある。必要であれば，利用者と頻繁に関わる人に，過去 3 日間に痛みを訴えたか，あるいは痛そうにしたかどうかを尋ねる。ただし，**まず利用者に頻度や程度を直接聞く必要がある。**

### C1a. 痛みの頻度

定義 　　本人がどのくらいの頻度で痛みを経験しているか（痛みの報告や証拠を示しているか）を測定する。不機嫌な顔，歯ぎしり，うめき声，触られたときの引っこめかたなど，痛みを示唆する非言語的なサインを含む。効果的な疼痛管理が行われているため，過去3日間に痛みを示さなかった場合，「痛みの頻度」の最小値は「1」とする。痛みの訴えや痛みを示す表情や動作の頻度を測定する（しかめ面，歯をくいしばる，うめく，触ると引っ込める，その他の表情や動作を含む）。

記入 　　　0. 痛みはない
　　　　　1. あるが，過去3日間はなかった
　　　　　2. 過去3日間のうち1〜2日あった
　　　　　3. 過去3日間毎日あった

　　　　　注：以下の各項目（C1b〜g）については，治療を受けていても，その人が過去3日間に経験した痛みを記録する。

### C1b. 痛みの程度

定義 　　　本人が訴えた，あるいは観察された痛みのうち最も重度のもの

記入 　　　0. 痛みはない
　　　　　1. 軽度
　　　　　2. 中等度
　　　　　3. 重度
　　　　　4. 激しく，耐え難いことがある

### C1c. 痛みの持続性

定義 　　　本人からみた痛みの頻度（周期性）

記入 　　　0. 痛みはない
　　　　　1. 過去3日間に1回だけあった
　　　　　2. 断続
　　　　　3. 持続

### C1d. 突出痛

定義 　　　過去3日間に1回以上，突然の急激な痛みの再燃を経験したかどうか。突出痛とは，鎮痛薬で対処できる範囲を超えて痛みのレベルが劇的に上昇した場合や，薬剤の効果の減弱に伴う痛みの再発として現れることがある。

| 記入 | 0. いいえ |
|---|---|
|  | 1. はい |

## C1e. 過去3日間の新たな痛み，または痛みの悪化

**定義**　　しかめ面，歯ぎしり，うめき声，触ることを嫌がる，など非言語的なサインを含む新たな痛みの訴えまたは様子があること。またそれが過去3日間で悪化している様子があること。

| 記入 | 0. いいえ |
|---|---|
|  | 1. はい |

## C1f. 痛むとき

**定義**　　動きを伴う時のみ，安静時のみ，動きを伴うときと安静時の両方に現れる痛みを区別する。

| 記入 | 0. 痛みはない |
|---|---|
|  | 1. 動きを伴うとき |
|  | 2. 安静時 |
|  | 3. 両方 |

## C1g. 痛みのコントロール

**定義**　　痛みを適切にコントロールするための現在の治療が適切かどうか（本人の視点から）。この項目では，本人，家族，またはケアスタッフが行った薬剤の使用，マッサージ，経皮的通電刺激法（TENS），またはその他のケアなどが適切かどうかを記入する。

| 記入 | 0. 痛みはない |
|---|---|
|  | 1. 痛みはがまんできる範囲であり，特にコントロールを行っていないか，または変更の必要はない |
|  | 2. コントロールは適切に効いている |
|  | 3. コントロールは効くが，常に実施できていない |
|  | 4. コントロールを行っているが，十分に効いていない |
|  | 5. 痛むときのコントロール方法はないか，効いていない |

## 事例：痛みの記入例

**Bさん**

Bさんは，両方のふくらはぎに「痙攣（けいれん）」のような痛みがあると訴えている。痛みは放散するのではなく，突然やってきて「つかまれる」感じである。数カ月前からこのような痛みがあり，毎日のように発生しているが，特定の原因はない。この痛みを10点満点中7点と評価している。ヘルパーにマッサージしてもらったり，体勢を変えてもらったりして痛みは軽減しているが，完全には解消していない。7日前からバクロフェンの服用を開始したが，痛みの強さはわずかに減少している。

また，首に「燃えるような」痛みがあり，それが両肩と両手の薬指と小指にまで広がっていると訴えている。この痛みを10点満点中4点と評価している。この痛みは，横になっていても常にあり，ガバペンチンやナプロキセンでは完全にはなくならない。Bさんの夫はすべての薬を準備し，ほとんどの薬を胃ろう（PEGチューブ）から投与している。

| 記入例 | 根拠 |
|---|---|
| C1a（頻度）＝3 | 毎日痛みを経験している。 |
| C1b（程度）＝3 | Bさんには2つの異なる痛みがあり，それぞれ異なる程度で評価している。この場合，ふくらはぎの痛みを最も高い痛みとして記録する。 |
| C1c（持続性）＝3 | 2つの異なる痛みがある。1つは痛みが常にあり，もう1つでは痛みが断続的にある。この場合，首の痛みをより深刻な状況として「常にある」と記録する。 |
| C1d（突出痛）＝1 | 突然やってくる「つかまれる」ようなふくらはぎの痛みを訴えている。 |
| C1e（新たな痛み，痛みの悪化）＝0 | Bさんの痛みは新たなものではなく，この3日間で痛みの程度に変化があったとは報告されていない。 |
| C1f（痛むとき）＝3 | Bさんの首の痛みは，横になっていても常にある。 |
| C1g（痛みのコントロール）＝4 | 鎮痛薬を服用しても，首の痛みは完全には取れない。マッサージをしても，足の痛みは取れない。 |

**Cさん**

Cさんは，2週間前から悪化している恒常的な痛みを訴えている。腹部の奥深くから背中にかけての，全身を圧迫するような痛みであると説明している。横になっているときにも痛みがあり，食事をしているときや活動しているときにひどくなることがある。また，夜間に痛みで目が覚めることもある。本人は痛みを10点満点中7点と評価している。

鎮痛薬が処方されているにもかかわらず，本人は飲みたがらない。薬を飲むとめまいがして，嘔気がひどくなると言っている。最近処方されたアセトアミノフェンを必要時1〜2錠服用することになっている。Cさんは，副作用や鎮痛薬への依存の可能性を心配して，1錠でも飲むことを拒否している。また，現在の健康状態が悪いのは，すでに多くの薬を飲んでいるからだと感じている。

| 記入例 | 根拠 |
|---|---|
| C1a（頻度）＝3 | 毎日痛みを感じている。 |
| C1b（程度）＝3 | 痛みの程度は10点中7点であり，日中（食事時，活動量が増えたとき）に悪化することがあるので，重症であると推察される。 |
| C1c（持続性）＝3 | Cさんの痛みは常にある。痛みの強弱はあるが，常に存在している。 |
| C1d（突出痛）＝0 | 時に激しい痛みを抱えているが，突出痛とは言えない。 |
| C1e（新たな痛み，痛みの悪化）＝0 | 痛みは新たなものではなく，この3日間で痛みの程度に変化があったとは報告されていない。 |
| C1f（痛むとき）＝3 | Cさんの痛みは，眠っているときでさえも常に存在する。 |
| C1g（痛みのコントロール）＝5 | Cさんは今のところ，所定の治療計画に従わないことにしている。 |

## Dさん

　Dさんはこの4週間で痛みが強くなり，腰と左股関節に痛みが出てきたと説明している。Dさんは腰の痛みを，背骨から始まり，前に向かって放散される，締め付けられるような帯状の痛みと表現している。痛みの原因を示すために，腰のあたり(L1, 2, 3)を触っている。痛みは常に存在し，動くと耐えられないほどで，筋肉の痙攣を引き起こす。この痛みを10点満点中9点と評価している。鎮痛薬を使用したり，じっとしたりしていることでいくらか楽になるとのことである。現在，MSコンチン30mgと即放性モルヒネ20mgを服用しているが，吐き気がするので好まないとのことである。昨日放射線治療が終了し，現在4mgのデキサメタゾンを服用している。

　左股関節の鈍い痛みも訴えており，左股関節に体重をかけると時折鋭い痛みが股関節から左膝下まであることに気づいた。この鈍い痛みと鋭い痛みは，動いているときも休んでいるときも起こる。痛みは数秒しか続かないが，少なくとも毎晩2回は目が覚める。ベッドで楽な姿勢をとるのが難しい。この痛みの強さを10点満点中11点と評価し，「とてもひどくて，耐えられない」と言っている。

　また，Dさんは腹部の不快感（満腹感と痙攣）を訴えている。彼女はこれを背中の痛みと同じくらいひどいものと表現し，対処してほしいと言っている。触診の結果，ひどい便秘であることがわかった。最後に排便した日を覚えていない。

| 記入例 | 根拠 |
|---|---|
| C1a（頻度）＝3 | 毎日痛みを感じている。 |
| C1b（程度）＝4 | Dさんには3つの異なる痛みがあり，それぞれを異なる強度で評価している。この場合，左股関節の痛みを最も高い痛みとして記録する。 |
| C1c（持続性）＝3 | 3つの異なる痛みがあり，1つは痛みが一定で，もう1つのタイプの痛みは断続的である。この場合，より重度の状況として「一定」の痛みを記録する。 |
| C1d（突出痛）＝1 | 腰に鋭い痛みを感じることがある。 |
| C1e（新たな痛み，痛みの悪化）＝0 | 股関節と腰の痛みは新たなものではなく，痛みに変化はない。 |
| C1f（痛むとき）＝3 | 股関節の痛みは，安静にしているときも動いているときも常にある。 |
| C1g（痛みのコントロール）＝4 | 自分でできる範囲で痛みをやわらげる方法を行っても，完全に痛みがなくなることはない。 |

## C2.　呼吸困難（息切れ）

**目的**　　呼吸困難の程度を記録する。

**定義**　　利用者は息切れがあると報告したか，あるいは息が切れていることが観察されている。

**方法**　　息が切れるか利用者に尋ねる。その場合，症状が非日常な活動時に起こるのか，日常的な活動時に起こるのか，あるいは安静時に起こるのかを把握する。本人が答えられない場合は，記録を確認し，医師や家族から情報を得る。

**記入**　　過去3日間の最も重度な状態を記入する。症状が過去3日間にみられなかったが，活動していればみられたであろう場合は，通常息切れを起こす活動レベルに応じて選択する。

　「非日常的な活動」には，長距離の歩行や散歩，階段の昇降（2階分），庭仕事など，なんらかの身体運動が含まれる。「日常的な活動」には，すべての ADL（入浴，移動，更衣など）と IADL（食事の用意，買い物など）が含まれる。

　0.　症状はない
　1.　休息中（安静時）にはないが，非日常的な活動により生じる
　2.　休息中（安静時）にはないが，日常的な活動により生じる
　3.　休息中（安静時）にもある

---

### 事例：呼吸困難の記入例

**Bさん**

　Bさんの夫によると，問題のほとんどは息切れにある。息切れを最小限にするために，ギャッチアップを30度以上にしておかなければならない。息切れが原因でパニックになることもある。2日前の夜，このために睡眠に問題があった。**C2は「3」と記入する。**

**Cさん**

　Cさんは，階段を上ったり妻を抱き上げたりと，毎日欠かさず行う動作で息切れがするという。ベッドに横になると息切れがするので，3つの枕で支えて寝ている。**C2は「2」と記入する。**

---

## C3.　疲労感

**目的**　　体のだるさや疲れやすさの程度を把握する。疲労感は精神的な健康問題，慢性疾患，および終末期と関連している。

**定義**　　**疲労感**：圧倒的または持続的な疲労感であり，肉体的または精神的な作業能力を低下させる

　　　　　　**通常の日々の活動**：すべての ADL（入浴，移乗など）と IADL（食事の準備，買い物など）

2

C

健康状態

| | |
|---|---|
| **方法** | 利用者に最近疲れを感じたかどうかを尋ねる。ある場合、疲労が通常の日々の活動（ADL，IADL）を開始する、またはやりきる能力をどの程度妨げているかを判断する。利用者が答えられない場合は，記録などを確認しスタッフや家族に尋ねる。 |

**記入**　過去3日間に疲労がなくても，活動していれば疲労していただろうという場合は，通常本人を疲労させる活動レベルに応じて選択する。

0. **なし**
1. **軽度**：体がだるく疲れやすいが，通常の日々の活動を行うことはできる。
2. **中等度**：通常の日々の活動を始めるが，体のだるさや疲労感のため終えることができない。
3. **重度**：体のだるさや疲労感のため，通常の日々の活動のうちいくつかは始めることすらできない。
4. **通常の日々の活動を始めることが全くできない**：体のだるさや疲労感のため。

---

**事例：疲労感の記入例**

**Bさん**

　Bさんは常に疲労を感じており，担当者に「たとえ身体的に自分のことができるようになったとしても，歯を磨いたり髪をとかしたりすることすらできないほど疲労するだろう」と話していた。C3は「4」と記入する。

**Cさん**

　Cさんは常に疲労感を訴えており，以前のように元気に散歩や妻の手伝いができないことに不満を感じている。しかし，彼は自分自身と妻の面倒を見ることはできる。C3は「1」と記入する。

---

## C4.　　転倒

**目的**　過去90日間の転倒の有無と，過去30日間の転倒の回数を記録する。少なくとも1度でも転倒したことのある人は，今後転倒するリスクが高くなる。転倒は薬の副作用で起こる可能性もある。

**定義**　利用者が意図せずに体位が変化し，床や地面，その他の低い場所に着いてしまうこと。他者に援助されている間の転倒も含む。

**方法**　本人に過去90日間に転倒があったかどうかを尋ねる。また，他のケアスタッフや家族にも確認し，転倒の回数や時期についての情報を記録から確認する（過去30日以内に発生した転倒の数のみが必要）。

**記入**
0. **過去90日以内に転倒していない**
1. **過去30日以内にはなかったが，31〜90日前に転倒した**
2. **過去30日以内に1回転倒した**
3. **過去30日以内に2回以上転倒した**

---

**事例：転倒の記入例**

C さん

　娘がケアマネジャーに報告したところによると，C さんは 3 日前の夜，トイレに行く途中でスリッパにつまずいて転んだという。C さんは右腕にあざができたことを恥ずかしく思い，娘は C さんが半袖のシャツで朝食をとるときに初めて発見した。C4 は「2」と記入する。

## C5.　　最近の転倒

注：前回アセスメントから 30 日以上経っている場合や初回アセスメント時は，この項目を飛ばして C6 に進む。

**目的**　　最近転倒したか把握する。

**定義**　　利用者が意図せずに体位が変化し，床や地面，その他の低い場所に着いてしまうこと。他者に援助されている間の転倒も含む。

**方法**　　この項目は定期アセスメント時のみ記録する（前回アセスメントから 30 日未満しか経過していない場合）。

**記入**　　これが初回アセスメントの場合，または前回アセスメントから 30 日以上経過している場合，この項目は空欄にする。定期アセスメントで，前回アセスメントから 30 日未満の場合，前回アセスメント以降に起こった転倒のみ記録する。

　0.　過去 30 日間には転倒していない

　1.　過去 30 日間に転倒した

［空欄］（初回アセスメント，または前回アセスメントから 30 日以上経過している場合）

## C6.　　問題の頻度

**目的**　　本人の健康状態や機能状態に影響する，あるいはするかもしれない問題を記録し，疾患や事故や機能低下の危険性を把握する。これらの問題は薬剤の副作用と関連することがある。

**定義**　　**呼吸器系**

　**C6 a．気道内分泌物の排出困難**：過去 3 日間に，気道内分泌物を効果的に排出する咳が虚弱や痛みなどのためできないと本人が言うか，そのように観察される。口の中の分泌物や痰を嚥下障害や痛みなどのため動かすことができない。気管切開している（粘性の喀痰のため，気管切開口から分泌物を物理的に除去することができないなど）。また，肺炎で体力が低下して咳や痰の排出ができない人や，筋萎縮性側索硬化症（ALS）で分泌物の管理のために吸引が必要な人なども含まれる。

### 消化器系

**C6b. 胃酸の逆流**：胃から喉へ少量の酸が逆流すること。

**C6c. 膨満感**：たとえば，腹部膨満感，異常な満腹感，腹部のガスの不快感。

**C6d. 便秘**：3 日間便通がないか，硬い便の排泄が困難。

**C6e. 下痢**：水様便の頻繁な排泄。理由は問わない。

**C6f. 宿便**：直腸指診での硬い便の存在。また，腹部 X 線検査で S 状結腸以上に便がみられた場合は，たとえ触診で否定される場合や毎日排便していることが記録されている場合でも，宿便があると考えられる。

**C6g. 嘔気**：通常，嘔吐に先行する不快な感覚。

**C6h. 嘔吐**：胃内容物の逆流。因果関係を問わない（薬物毒性，インフルエンザ，心因性など）。

### 睡眠障害

**C6i. 入眠または睡眠の継続の困難，覚醒が早すぎる，眠れない，熟睡できない**：眠りにつこうとした時間と，実際に眠り始めた時間とのギャップが大きくなっている。本人が望む時間より早く目が覚めてしまう（外部からの刺激で目が覚めてしまう場合は除く）。何度も寝返りを打ったり，夢を見て体が動いたり，目が覚めたりして，寝ていてもリラックスできず，目覚めたときに休んだという感じがしない。睡眠中に音や動きによって目が覚めやすく，眠り始めてから何度か起きる。

**C6j. 睡眠過多**：正常な機能を妨げるような過剰な睡眠。

### その他

**C6k. めまい**：不安定な感覚，自分が回っているような感覚，または周囲がぐるぐる回っているような感覚の経験。

**C6l. ドライマウス**：唾液の減少または不足（口腔乾燥症）。

**C6m. 過剰な発汗**：皮膚の汗腺の過剰な分泌。

**C6n. 発熱**：感染症を示すことの多い体温の上昇。

**C6o. 幻覚**：実際の刺激なしに生じる，あらゆる虚偽の認識。幻覚は，聴覚（幻聴：声が聞こえるなど），視覚（幻視：人や動物が見えるなど），触覚（虫が体を這っているなど），味覚（変な味がするなど），嗅覚（毒性のある臭いがするなど）のうち，1 つ以上の感覚で起こる可能性がある。

**C6p. 吃逆（しゃっくり）**：空気が肺に突入する際に閉じた声帯が振動することにより，音を発生させる横隔膜の断続的な痙攣。

**C6q. 黄疸**：ビリルビンの濃度が上昇した結果，体の組織や体液が黄色く染まること。

**C6r. こむらがえり**：筋肉の痛みを伴う収縮で，患部の筋肉を伸ばすことで緩和される。

**C6s. 末梢浮腫**：足，足首，脚の組織に異常な水分を溜めている状態。

**C6t. 痙攣性疾患（てんかん発作）**：意識の変化，感覚の変化，運動，または不適切な行動の突然のエピソードによって特徴づけられる大脳機能の障害。局

所性（局在性）または全身性のものがある。

**C6u．脳卒中**：脳の一部への血液供給が部分的または全面的に遮断された結果として生じる脳機能の喪失。

**C6v．まぶたなどがピクピクする**：単純で迅速な，筋肉の痙攣性収縮のこと。

**方法**　　本人に尋ねる。本人は自分の症状を他人に話していないかもしれない。本人が答えられない場合は，記録を確認し，医師や家族から情報を得る。

**記入**　　　0．なし
　　　　　　1．**あるが，過去3日間にはみられなかった**：過去3日間に観察されなかったものの，問題が現在起こっているとわかる場合は，この選択肢を使用する。
　　　　　　2．**過去3日間のうち1日みられた**
　　　　　　3．**過去3日間のうち2日間みられた**
　　　　　　4．**過去3日間毎日みられた**

---

**事例：問題の頻度の記入例**

**Bさん**

　Bさんの夫は，経管栄養のために腹部膨満感，吐き気，下痢などがあるかもしれないと話していたが，Bさんに痛み以外の症状があるかどうかを尋ねたところ，これらの問題は一切ないと答えた。夫は，Bさんの困難のほとんどは息切れ（これは常に問題となっている）と，咳をするのが困難なために痰が溜まることだと報告した。アトロピンを服用しているにもかかわらず，分泌物が増えている。ケアマネジャーが足首の腫れを指摘したところ，Bさんは「ずっと前から腫れていて，もう気にならない」と言っていた。痛みについては，毎日こむらがえりがあることを報告した。

　C6a（気道内分泌物の除去困難）は「4」，C6r（こむらがえり）は「4」，C6s（末梢浮腫）は「4」と記入する。その他のすべてのC6項目は「0」と記入する。

**Cさん**

　Cさんは慢性閉塞性肺疾患（COPD）を患っており，時折，痰を出すために咳をして気道を確保している。毎日のように吐き気がある。この3日間は問題なかったが，Cさんは「いつもあったりなかったりする」と言っている。

　C6c（膨満感）は「1」と，C6g（嘔気）は「4」と記入する。その他のすべてのC6項目は「0」と記入する。

---

## C7.　　喫煙と飲酒

**C7a．喫煙**

**目的**　　喫煙しているかどうかを把握する。

**定義**　　　　　タバコを吸う。タバコ，葉巻（シガー），電子タバコ，その他すべてのタバコ製品を含む。

**方法**　　　　　利用者に直接，タバコを吸うかどうか，頻度や量を尋ねる。必要に応じて家族にも相談する。何か悪いことをしているという感情を本人に抱かせないように丁寧に質問する。本人は日常的に喫煙していても，施設内で許可されていないために喫煙していない場合があることに注意する。

**記入**　　　　　0. 吸わない
　　　　　　　　　1. 過去3日間は吸っていないが，普段は吸っている
　　　　　　　　　2. 吸う

## C7b. 飲酒

**目的**　　　　　過去14日間のアルコール摂取量の1回量を特定することで，問題があるかどうかを判断する。この情報は，特に薬剤や鎮痛薬の使用に関するケアプランに役立つ。

**定義**　　　　　**アルコール**：ビール，ワイン，カクテル，日本酒，焼酎，リキュールなどを含む。
　　　　　　　　　**1回量**：1場面での飲酒の量（たとえば，夕食時，仕事の後，宴会で，テレビを見ながら，など）。

**方法**　　　　　本人に直接聞く。まず，「お酒は飲みますか？」と聞いてみる。答えが「はい」なら，「この14日間で一番たくさん飲んだときはどのくらい飲みましたか？」と聞く。家族や友人への相談が必要な場合もある。本人と家族，別々に尋ねるほうが賢明な場合もある。一度に飲んだ量の報告に矛盾がある場合は，臨床判断でこの項目を記録する。

**記入**　　　　　0. 飲んでいない
　　　　　　　　　1. 1杯
　　　　　　　　　2. 2〜4杯
　　　　　　　　　3. 5杯以上

---

### 事例：喫煙と飲酒の記入例

**Cさん**

　Cさんは，慢性閉塞性肺疾患（COPD）と診断されたときにタバコを止めた。それ以前は，週に3箱，40年間吸っていた。毎日，昼食と夕食の際にワインを1杯飲んでいる。以前は家族が集まるときに社交的に飲んでいたが，ここ10年でかなり減った。ワインの他には，庭の手入れの後に時々ビールを飲むくらいである。

　C7a（喫煙）は「0」，C7b（飲酒）は「1」と記入する。

# D. 栄養状態

## D1. 身長と体重

**目的**　栄養状態，水分の状態，体重の安定性を長期的に観察するために，利用者の現在の身長と体重を記録する。

**方法**　可能であれば計測器を用いて，身長・体重を測定する。新規入所の場合，身長と体重を測る。

**D1a. 身長**：前回の測定が1年以上前であれば，再度測定する。

**D1b. 体重**：前回の測定が1カ月以上前である場合，体重がわからない場合は，再度測定する。体重測定の一貫性を確保するために，実施基準に従う（排尿後，食前など）。難しい場合（在宅環境等）は，利用者，家族，またはケアスタッフの報告を記録する。

## D2. 栄養上の問題

**目的**　体重減少，水分や食物の摂取量の不足または減少によって示される栄養上の問題を特定する。

**定義**　**D2a. 体重減少**：過去30日間に5%以上か，過去180日に10%以上の体重減少。著しい体重減少は，衰弱や潜在的な重篤な疾患，身体的・心理的・認知的・社会的要因による栄養摂取不足を示すことがある。

**D2b. 過去3日間のうち少なくとも2日間は，1回またはそれ以下の食事である**：この項目における食事とは，平均的な成人の食欲を満たす，栄養バランスのとれた1食分である。

**D2c. 悪液質／衰弱**：予期せぬ大幅な体重減少，筋肉の衰え，食欲不振，慢性疾患に伴って生じる全身衰弱など。

**D2d. 脱水である，またはBUN/クレアチニン比が20以上**：脱水の識別は難しい場合がある。兆候や症状（たとえば，一定期間にわたる激しい嘔吐）に基づいて臨床判断を記録する。もし検査データが手に入り，脱水を示す結果の場合はチェックする。

**D2e. 1日1L未満の水分摂取**：過去3日間全く，あるいはほとんど水分を摂取していない。

**D2f. 水分排泄量が摂取量を超える**：水分の排出が摂取量を超える場合（たとえば，嘔吐，発熱，または下痢による喪失が補液量を超える）。

**方法**　体重測定の記録がある場合はそれを使用する。記録がない場合は，利用者や家族の主観的推定値で代用してもよい。約6カ月前の出来事を思い出してもらう（たとえば正月頃など）と，180日前のおおよその体重を思い出すのに役立つことがある。その際，「その頃の体重はどのくらいでしたか？」と尋ねる。答えた，あるい

は主観的に推定した現在の体重と比較する。あるいは，「かなり痩せましたか？」「服がとてもゆったりしていますね。半年前はもっと重かったのですか？」と尋ねることもできる。

　水分摂取量や食事量の不足をアセスメントするには，利用者または利用者を知る人に，1 日に何杯の水や飲み物を飲んでいるか，過去 3 日間の食事や水分摂取量に変化があったかを尋ねる。食事や水分の摂取量を尋ねる際には，従来の食事の時間だけでなく，24 時間で考える。全体的な摂取量の減少は，顕著であると考えるべきである。

**記入**　　D2a を 30 日間または 180 日間の指定された条件に従って記録する。その他の項目は過去 3 日間のものを記録する。

0. **いいえ**
1. **はい**

## D3.　栄養摂取の方法

**目的**　　安全に食物を飲み込む能力は，多くの疾患や機能低下の影響を受ける。嚥下能力の変化は，窒息や誤嚥の原因となり，これらは合併症や死亡の原因となり得る。嚥下困難がある人が経口摂取するためには，食べ物や飲み物の粘度を調整する必要がある。この項目では，嚥下困難に対処するために行っている摂取方法や食形態の変更について詳しく述べる。

**方法**　　利用者を観察し，摂食または嚥下に問題があるかどうかを尋ねる。可能なら家族や医師，栄養士，言語聴覚士らと記録を確認する。

**記入**　　嚥下困難のために行っている摂食方法や食形態の変更を最もよく表すものを選択する。

0. **正常**：いかなる種類の食物も飲み込んでいる。
1. **自分で加減**：たとえば，液体を少しずつすする，限られた固形物しか食べないなど，調整の必要性はわからないことがある。
2. **固形物を飲み込むのに調整を要する**：たとえば，裏ごししたり，刻む必要がある，特定の食品しか摂取できない場合など。
3. **液体を飲み込むのに調整を要する**：たとえば，液体にとろみをつけるなど。
4. **裏ごしした固形物ととろみをつけた液体しか飲み込むことができない**
5. **経口摂取と経管栄養／経静脈栄養の混合**
6. **経鼻経管栄養のみ**：鼻咽頭から胃に入れたチューブから栄養を摂取する。
7. **腹部の経管栄養のみ**：たとえば，胃ろう（PEG チューブ）。
8. **経静脈栄養のみ**：中心静脈栄養（TPN，IVH）など，あらゆる種類の腸管外栄養摂取方法を含む。
9. **この活動はなかった**：過去 3 日間，食事やあらゆる栄養補給をしなかった。

---

**事例：栄養摂取の方法の記入例**

A さん

　A さんは誤嚥性肺炎で入院しており，経口からの食事や水分が十分には摂取できない状況である。入院中は経鼻経管で栄養を摂取していたが，子どもたちは胃ろう造設による栄養摂取などは望んでいないことから，抜管して経口で栄養を摂取するようにしたうえで退院した。退院後は，少量のみ，ゼリー状のものを摂取している。D3 は「4」と記入する。

B さん

　B さんは，嚥下障害と窒息の心配があったため，2 カ月前に胃ろうチューブを挿入した。現在，経口では水分しか摂取できないが，訴えはない。D3 は「5」と記入する。

D さん

　D さんは食欲があまりなく，欲しい食べ物や飲み物は特にないと報告している。D さんは通常の食事をしているが，出された食べ物は何でも口にしている。D3 は「0」と記入する。

## D4.　　栄養摂取量の自己評価

**目的**　　　　喉の渇きや満腹感を自己申告することで，本人の視点から水分および食物の摂取量を主観的に評価する。

**定義**　　　　D4a．1 日のほとんどの時間，持続的に喉の渇きを感じると報告した：水分摂取量にかかわらず，ずっとまたはほとんどの時間，喉が渇く，「乾燥した」または「喉がカラカラに乾いた」と感じると報告している。

　　　　　　　D4b．ほとんどの食事の後に満腹感を感じると報告した：食事の量にかかわらず，食事の摂取に関して満足感を感じていると報告している（つまり，空腹感を感じていない）。

**方法**　　　　過去 3 日間に，持続的な喉の渇きや，喉の渇きを抑えるために水分摂取量を増やす必要性を感じたことがあったかどうかを尋ねる。また，現在の食事量で満腹感を感じている（つまり，ほとんどの食事後に空腹感を感じていない）かどうかを尋ねる。

**記入**　　　　項目 D4a と D4b の両方について，利用者の回答を記録する。回答を推測してはならない。なんらかの理由で本人が回答できない場合は，「答えられない（答えたくない）」とする。

　　　　　　　0. いいえ
　　　　　　　1. はい
　　　　　　　8. 答えられない（答えたくない）

**事例：栄養摂取量の自己評価の記入例**

B さん

　B さんは「いつも空腹を感じ，いつも喉の渇きを感じる」と答えた。もっと飲みたいし，少し

でも食べたいと思っているが，それができないこともわかっている。経管栄養では満足できないと訴えている。

　D4a（1日のほとんどの時間，持続的な喉の渇きを感じる）を「1」，D4b（ほとんどの食事の後に満腹感を感じる）を「0」と記入する。

## Dさん

　Dさんは水をたくさん飲んでいるにもかかわらず，いつも喉が渇いていると感じている。空腹を感じることもあるが，あまり食べることができないという。これは，腹部の膨満感，吐き気，不安に関連している。

　D4a（1日のほとんどの時間，持続的な喉の渇きを感じる）は「1」，D4b（ほとんどの食事の後に満腹感を感じる）は「0」と記入する。

# E. 皮膚の状態

皮膚の状態を把握し，潰瘍の有無やステージを明らかにする他，その他の皮膚の問題を記録する。
注：E1〜6の包括的な例は，このセクションの最後にある。

## E1.　　　　　最重度の褥瘡

**目的**　　　過去3日間に発生した身体のあらゆる部位の褥瘡のうち，最も重度のものを記録する。

**定義**　　　**褥瘡**：圧迫によってできる組織の損傷。褥瘡は通常，骨の突出部にでき，観察された損傷組織の程度によってステージを判定する。

**方法**　　　褥瘡の有無について，利用者や家族，ケアスタッフ（ホームヘルパー，看護師など）に尋ねる。入浴や着替えを手伝う人は，皮膚の状態を見るのに最も適した立場にいる。褥瘡がある場合，アセスメント担当者はそのステージを判断するために褥瘡を観察する必要がある（下記の「記入」を参照）。

本人が自宅にいる場合は，褥瘡やその他の皮膚状態について検査を受けているかどうかを尋ねる。全身の皮膚を見せてもらうのは難しいことが多い。認知機能がしっかりしている場合は，皮膚を見せてもらわずに皮膚の状態について十分な情報を得ることができる。椅子に座ったまま，あるいは寝たきりの場合は，骨盤部，腰部，大腿部，臀部，背中，かかとに特に注意を払う。

肌の色が濃い場合は，発赤部分（ステージ1）の有無を判断するのが難しいときがある。ステージ1の褥瘡を見分けるには，下記のような変化を見る。

・ハイリスク部分の組織の感触の変化がある
・「みかんの皮」のような質感や，微妙に紫がかった色調など，ハイリスク部分の外見上の変化がある
・よく見ると組織の損傷を覆うように極端に乾燥したかさぶたや硬いパンのような部分がある

**記入**　　　0. **褥瘡はない**
1. **持続した発赤部分がある**：持続して赤く見える皮膚があり，圧迫を取り除いても消失しない。皮膚に損傷はない。ステージ1の褥瘡といわれている
2. **皮膚層の部分的喪失**：臨床的には擦過傷，水疱，または浅いくぼみとして現れる皮膚の部分的な喪失。ステージ2の褥瘡といわれている。
3. **皮膚の深いくぼみ**：全皮膚層の喪失。皮下組織が露出した状態。隣接する組織に及んでいることもあれば，及んでいないこともある，深いくぼみとして現れる。ステージ3の褥瘡といわれている。
4. **筋層や骨の露出**：全皮膚層と皮下組織が損傷し，筋層や骨が露出している。ステージ4の褥瘡といわれている。
5. **判定不能**：たとえば，壊死性の痂皮で覆われているなど。

## E2.　　　　褥瘡の既往

**目的**　　　将来的に褥瘡が発生するリスク要因である褥瘡の既往を記録する。

**定義**　　　圧迫によってできる組織の損傷の既往。

**方法**　　　利用者に，これまでに（現在は治癒している）褥瘡があったかを尋ねる。過去の記録（退院サマリーなど），ケアプランにこの情報がある場合がある。必要に応じて，以前の皮膚の状態を知る家族やケアスタッフに確認する。

**記入**　　　　0.　いいえ
　　　　　　　　1.　はい

## E3.　　　　褥瘡以外の皮膚潰瘍

**目的**　　　褥瘡以外の皮膚潰瘍の有無を記録する。

**定義**　　　以下が含まれる。
　　　　　　　・静脈性潰瘍：慢性静脈不全による皮膚潰瘍
　　　　　　　・動脈性潰瘍：動脈不全に起因する皮膚潰瘍
　　　　　　　・静脈−動脈混合性潰瘍：静脈性潰瘍に類似し，動脈障害もある皮膚潰瘍
　　　　　　　・糖尿病性足潰瘍：糖尿病による足の皮膚潰瘍

**方法**　　　褥瘡の有無を検討するのと同時に，他の潰瘍の有無を検討する。

**記入**　　　　0.　いいえ
　　　　　　　　1.　はい

## E4.　　　　重要な皮膚の問題

**目的**　　　重要な皮膚の問題および状態（潰瘍を除く）の有無を記録する。

**定義**　　　**重要な皮膚の問題**：外傷，Ⅱ度・Ⅲ度の熱傷（やけど），回復過程の手術創など。
　　　　　　　**熱傷**：温熱，電気，化学薬品，または放射性物質への曝露により生じた組織の損傷。損傷は，局所的または全身的である。

**方法**　　　皮膚潰瘍の有無を検討するのと同時に，他の皮膚疾患の有無を検討する。

**記入**　　　　0.　いいえ
　　　　　　　　1.　はい

# E5.　　皮膚の裂傷や切り傷（手術創以外）

**目的**　　皮膚の断裂または切断の有無を記録する。

**定義**　　皮下組織まで貫通する皮膚の外傷性の皮膚の傷。手術創は含まない。

**方法**　　他の皮膚疾患の有無を確認するのと同時に，皮膚の断裂または切断の有無を把握する。

**記入**　　0.　いいえ
　　　　　　1.　はい

# E6.　　その他の皮膚の状態や変化

**目的**　　潰瘍，皮膚の裂傷や切り傷，および前項目（E1～E5）以外の皮膚の問題の有無を記録する。

**定義**　　**その他の皮膚の状態や変化**：たとえば，挫傷（打ち身・あざ），発疹，かゆみ，斑点，帯状疱疹，間擦疹（あせも），湿疹など。
　　　　　　**発疹**：皮膚の炎症または発疹を含み，色・斑・水疱が変化することがあり，かゆみ，熱感，痛みを伴う場合がある。あらゆる原因による発疹を記録する。
　　　　　　**かゆみ**：皮膚の不快な感覚で，皮膚をこすったり，搔いたりしたいという衝動に駆られること。
　　　　　　**斑**：皮膚の色が異なる部分がある状態。
　　　　　　**帯状疱疹**：身体の左右のどちらか一方の神経に沿った帯状の発疹。
　　　　　　**間擦疹**：わきの下や腿の間など，接触している2つの皮膚間・表面間の発疹（皮膚炎）。
　　　　　　**湿疹**：主な特徴は，搔痒症，非定型な形態と分布の乾燥とかゆみの傾向であり，皮膚のかさつきが生じることもある。

**記入**　　0.　いいえ
　　　　　　1.　はい

---

### 事例：皮膚の状態の記入例

**Aさん**
　Aさんには現在，褥瘡はみられない。昨年尿路感染症で入院した際に褥瘡（Ⅱ度）が発生したことがある。
　E1（最重度の褥瘡）は「0」，E2（褥瘡の既往）は「1」，E3～E6は「0」と記入する。

**Bさん**
　Bさんは尾骨に赤くなった部分が残っているが，これは1日中車いすに乗っていて，簡単に体

勢を変えられないことに関係している。在宅医療記録を確認したところ，Bさんが過去にいくつかの褥瘡を経験しており，それらは治癒しているとのことである。現在，Bさんには他に問題となる皮膚疾患はない。

　　E1（最重度の褥瘡）は「1」，E2（褥瘡の既往）は「1」，E3〜E6は「0」と記入する。

### Dさん

　　Dさんは5日前の入院以来，ベッドで安静にしている。看護師によると，Dさんの尾骨に2つの赤い部分があり，左足の踵にはDさんが気づかなかった水ぶくれのような部分が開いているという。彼女の過去の記録には褥瘡の既往はなく，Dさんは褥瘡があったかを思い出せない。その他の皮膚の問題はない。

　　E1（最重度の褥瘡）は「2」，E2〜E6は「0」と記入する。

# F. 認知

　利用者の記憶力，判断力，日々どのように自分のことを自分でしているかを把握することは重要である。指示や治療法にどれだけ従うことができるか，また自立して判断する能力に大きく影響するため，これらの項目はケアプランを決定するうえで欠かせない。

注：F1〜F6 の包括的な記入例は，このセクションの最後にある。

## F1.　　　　日常の意思決定を行うための認知能力

**目的**　　　　毎日の暮らしにおける課題や活動を，利用者が実際にどの程度判断して行っているのかを記録する。これは，追加のアセスメントの必要性を判断したり，ケアプランを作成したりするのに特に重要な項目である。さらに，本人の能力と実際の援助状況とのギャップや，家族・ケアスタッフが本人の依存心を増長している事実に気づくこともある。

**定義**　　　　毎日の暮らしにおける判断の例
　　　　　　　・服を選ぶ。
　　　　　　　・いつ食事をとればよいか知っている。
　　　　　　　・まわりにあるもの（時計，カレンダー，予定表など）を使って予定を立てる
　　　　　　　・まわりに時計やカレンダーなどがないとき，予定を立てるために家族やケアスタッフなどから情報を得る（ただし，繰り返し尋ねることはない）
　　　　　　　・自分にできることとできないことがわかっていて，予定を調整することができる（たとえば，必要に応じて助けを求める）。
　　　　　　　・食堂などへの移動手段に関して分別ある判断ができる。
　　　　　　　・必要に応じて，歩行器やその他の用具の必要性を理解し，正確に使用する。

**方法**　　　　まず本人に尋ね，観察する。可能かつ必要な場合は家族にも話を聞く。施設にいる場合は，他のスタッフと相談し，記録を確認する。その際，利用者が「自ら決めたのか」，「本人はできるはずだとの思い込みはないか」という点に注意する。

　　　　　　　この項目の目的は，利用者がやっていること（実際のパフォーマンス）を記録することである。家族やケアスタッフが利用者から意思決定する場面を奪った場合や，利用者が意思決定しようとしない場合（本人の能力がどの程度であっても），意思決定能力はないと考えるべきである。

　　　　　　　また，この項目では，(1) 意思決定能力がない，または意思決定をする機会がないことと，(2) 他人が同意しないような意思決定をすること（たとえば，治療を拒否する，シャワーを浴びることを拒否するなど）を区別する必要がある。後者については，利用者が意思決定に積極的に関与していれば，障害とはみなされない。

**記入**　　　　最も正しい反応に相当する選択肢を 1 つ選ぶ。
　　　　　**0. 自立**：本人が自分の日課を立て，意思決定する判断力は，首尾一貫して理にかなっており，安全である（ライフスタイル，文化，価値観を考慮する）。

1. **限定的な自立**：慣れ親しんだ日常生活状況のもとでは，日課を組み立て妥当な判断をする。しかし，新しい課題や状況に直面した場合にのみ，意思決定にいくらかの困難がある。

2. **軽度の障害**：意思決定はできるが，特定の（繰り返す）状況においては判断力が弱く，合図や見守りが必要である。

3. **中等度の障害**：常に意思決定が弱く，安全性を損なうことがある。日課を計画し，組み立て，実行するためには，常に促したり，合図したり，見守る必要がある。

4. **重度の障害**：意思決定を全く（またはほとんど）しない。

5. **昏睡**：利用者が反応しない状態〔J「機能状態」（➡ p.75）に飛ぶ〕。

# F2.　意識のゆらぎ

**目的**　意識の変動状態の有無を記録する。

**定義**　過去3日間に発生した意識状態の変動（たとえば，覚醒，眠気，無気力の状態の間で変動し，覚醒が困難であるなど）。

**記入**　　0.　**ない**
　　　　　　1.　**ある**

# F3.　記憶を想起する能力

**目的**　最近の出来事と過去の出来事を記憶する能力（短期記憶および状況記憶），段取りを踏んで行う能力（手続き記憶）を把握する。

**定義**　F3a.　**短期記憶**：5分前のことを思い出せる，あるいはそのように見える。
　　　　　F3b.　**手続き記憶**：段取りを踏んで行うべきことを，合図がなくても初めから手順を踏んでほとんどすべてできる。
　　　　　F3c.　**状況記憶**：よく顔を合わせるケアスタッフの名前や顔を認識し，よく訪れる場所（寝室，居室，台所など）の位置をわかっている。

**方法**　F3a.　**短期記憶**：短期記憶の構造化されたテストを実施する（次頁のテストの例を参照）。実施できない場合，アセスメント者が知り得る最近の出来事（たとえば，新しい首相や祝日など），または他の人と一緒に確認できるような出来事（たとえば，朝食に何を食べたか）を本人に話してもらう。記憶があることを示せなければ（複数の物を思い出せない，5分前の指示に従えないなど），「1」とする。

> **短期記憶の構造的テストの例**
>
> 　本人に，関連のない3つの物の名前（本，時計，テーブルなど）を数分間覚えておくように伝える。まず，アセスメント担当者が3つの名前をすべて述べた後，本人に復唱してもらう（本人がその言葉を聞いて理解したことを確認するため）。その後，他のアセスメント項目に移るなど関係のない話を進める。アセスメント担当者が黙っていたり，部屋を出たりしてはいけない。5分後に，本人に3つの物の名前を言ってもらう。言語によるコミュニケーションが難しい人には，非言語的な対応でも構わない（たとえば，複数の中から思い出すべき言葉を指さすように言うと，それができるなど）。3つの名前すべてを思い出すことができない場合，短期記憶を「1」と記録する。

**F3b. 手続き記憶**：段取りを踏んだ活動を行うために必要な認知能力を意味する。着替えはそのような活動の一例であり，動作全体を完了するためには複数のステップが必要である。「0（記憶に問題ない）」を記入するには，すべてまたはほとんどの手順を実施できるか，実施することを覚えていなければならない。2つ以上のステップに困難があるなら，「1（記憶に問題がある）」を記録する。身体機能が障害されているために動作ができない場合もあるが，そのような身体機能の障害と手続き記憶を混乱しないようにする。

**F3c. 状況記憶**：人と場所の両方を認識する認知能力を評価する。よく顔を合わせる家族やケアスタッフの名前や顔を認識し，よく訪れる場所（寝室，食堂，外出先）の位置がわかっている。家や施設の住所や居室の部屋番号を知っている必要はないが，自分の部屋への行き方や，特定の部屋の目的（食事をするところなど）を認識する必要がある。

**記入**　　項目F3a～cについては，学習したことや知っていることを思い出すようにする。

　**0. 問題なし**

　**1. 問題あり**

注：F3cを記録する際，2つの状況（ケアスタッフの名前・顔，場所）の両方がわからなければ，「1」とする。

# F4. せん妄の兆候

**目的**　　せん妄の存在を示す可能性のある行動の兆候を記録する。せん妄（急性錯乱状態）は，感染症など治療可能な疾患や薬剤の反応が原因で起こることが多い。

　せん妄は行動に現れることが多いため，観察が可能である。たとえば，支離滅裂な思考は，とりとめのない，無関係な，一貫性のない会話として現れることがある。その他の行動については，以下の定義に記載されている。

　最近になって認知機能が急激に低下した場合は，せん妄の可能性が高いが，タイミングを逃さずに発見して治療すれば回復する可能性がある。せん妄の兆候は，認知機能が正常な人であれば発見しやすいが，もともと認知機能障害や，落ち着きのなさや大声を出すなどの行動の問題がある場合，せん妄の兆候を察知することは難

しい。しかし，このような場合でも普段の様子の変化に注意することで，せん妄の兆候を察知することは可能である。たとえば，普段は騒がしくてけんか腰の人が突然静かになり，無気力で不注意になる場合や，逆に，普段は静かでにこにこしていた人が，急に落ち着きがなくなり，騒がしくなる場合などである。

**定義**　**F4a．注意がそらされやすい**：集中力がない，話がそれるなど。
　　　　**F4b．支離滅裂な会話がある**：会話が無意味で，無関係，もしくは話題が飛ぶ，思考が脱線するなど。
　　　　**F4c．精神機能が 1 日のなかで変化する**：時々よかったり，悪かったり，行動があったり，なかったりする。

**方法**　本人，または本人を知る人に，過去 3 日間にこれらの行動に気づいたか尋ねる。回答が「はい」の場合，その行動が普段とは違うかを把握する。

**記入**　原因が何であるかにかかわらず，過去 3 日間の利用者の行動について，普段と違うかに着目して選択する。
　　**0．行動はない**
　　**1．行動はあるが，それは普段と同じである**
　　**2．行動はあり，普段の様子と違う**：新たに出現した，悪化した，数週間前とは違うなど。

# F5.　精神状態の急な変化

**目的**　せん妄の可能性の指標となるため，利用者の精神状態が急激で予期せぬ悪化をしたかどうかを把握する。

**定義**　行動の急激な，予想外の変化（たとえば，落ち着きがなくなった，無気力になった，起き上がれなくなった，周囲の環境への認識が変化した，など）。

**方法**　本人または家族やケアスタッフに，本人の行動に突然の予想外の変化があったかどうかを尋ねる。これには，不穏の顕著な増加，無気力または覚醒困難な期間，または幻覚，妄想，または幻想が含まれるが，これらに限定されない。

**記入**　本人の機能における急性かつ急激な変化の有無を記録する。症状はあるが，発症が突然または予期せぬものではない場合は「0」を記録する。
　　**0．いいえ**
　　**1．はい**

# F6.　過去 90 日間（または前回アセスメント以降）の意思決定能力の変化

**目的**　現在の意思決定能力を 90 日前（90 日以内の場合は前回アセスメント以降）と比較

する。変化は固定的・一時的なものも含まれ，原因がわかっているもの（向精神薬の服用が始まった，新しい痛みの発生など）もわかっていないものも含まれる。

**定義**　意思決定能力の変化90日前と比較して，意思決定能力の変化を示した。

**方法**　本人，または本人をよく知る人に話を聞く。意思決定の状況を90日前と比べてもらう。90日という期間を頭においてもらうため，3カ月前に起こった出来事を思い浮かべてもらい，その出来事に対する利用者の能力を関連づけて考えてもらう。たとえば，3カ月前に家族を訪問した場合，その時の意思決定の状況はどうであったか尋ねる。

**記入**
0. 改善した
1. 変化なし
2. 悪化した
8. 判定不能

---

### 事例：認知の記入例

**Aさん**

　入院を契機に，Aさんの認知能力はさらに低下し，ほぼ機能が失われているようにみえる。食事のとき，嬉しそうにしたり欲しくなさそうにしたりする表情がみられ，わずかに意思決定能力が感じられる以外は，精神機能に変化はない様子である。日中もウトウトしていることが多いが，食事のときは表情の変化がある。

| 記入例 | 根拠 |
|---|---|
| F1（日常の意思決定を行うための認知能力）＝「4」 | 食事のときの表情しか意思決定をしているように見えない。 |
| F2（意識のゆらぎ）＝「1」 | 1日の中でウトウトしているときと覚醒しているときがある。 |
| F3a～c（記憶を想起する能力）＝「1」 | 記憶障害がある |
| F4a～c（せん妄の兆候）＝「0」 | Aさんにはいずれもみられない |
| F5（精神状態の急な変化）＝「0」 | 精神状態の変化を示す証拠はない。 |
| F6（過去90日間の意思決定能力の変化）＝「2」 | 入院を機に，意思決定能力が悪化した。 |

**Bさん**

　Bさんは日常の意思決定に積極的に関わっている。話すのが苦手なので，何を望んでいるのか理解できないこともあるが，自分が何を望んでいるのかを他人に伝えることができ，決断は常に合理的であると夫は言っている。Bさんは記憶力に問題はなく，朝食の内容をアセスメント担当者に伝え，夫もそれを確認している。周りの人を認識し，それぞれの名前で呼んでいる。夫によると，Bさんは着替えなどの順序を認識しており，何をすべきか，適切に行うことができる。

　呼吸療法開始前のBさんは，特に起床時に少し混乱することがあった。通常よりも疲労感や

無気力感が強く，1日を通して頻繁に昼寝をしていた。また，朝の判断も困難で，夫によると，2週間前にBIBAP（二相性陽圧呼吸）を開始して以来，混乱の症状はみられず，日中の無気力の期間も1カ月前と同じくらいになっている。

| 記入例 | 根拠 |
|---|---|
| F1（日常の意思決定を行うための認知能力）=「0」 | Bさんは，身の回りの世話に関する日常的な意思決定に積極的に関わっている。 |
| F2（意識のゆらぎ）=「0」 | Bさんはアセスメントに参加し，完全に意識がある。 |
| F3a〜c（記憶を想起する力）=「0」 | 記憶障害の証拠はない。 |
| F4a〜c（せん妄の兆候） | 呼吸療法を開始する前，Bさんは時々混乱することがあったが，現在症状はみられない。 |
| F5（精神状態の急な変化）=「0」 | |
| F6（過去90日間の意思決定能力の変化）=「1」 | 呼吸療法を開始する前，Bさんは困難を抱えていたが，現在は解消されている。意思決定は90日前と比較して変化がないと評価される。 |

## Cさん

　Cさんの娘によると，Cさんは朝起きてから，洗顔や着替えを行っている。痛みのために時間がかかることもあるが，すべて自力で行っている。家族とは普通に会話し，自分と妻の予定を忘れないでいる。Cさんは誕生日の写真を誇らしげにケアマネジャーに見せ，優れた記憶力と会話力を見せた。Cさんは5分後に記憶するように言われた3つの関連性のない項目を，正確に思い出し，1時間以上に及ぶアセスメントに参加することができた。娘によると，混乱や苛立ちはなく，最近のCさんの意識レベルにも変化はない。

| 記入例 | 根拠 |
|---|---|
| F1（日常の意思決定を行うための認知能力）=「0」 | 身の回りの世話に関する日常的な意思決定を自立して行っている。 |
| F2（意識のゆらぎ）=「0」 | アセスメントに参加し，意識は十分にある。 |
| F3a〜c（記憶を想起する能力）=「0」 | 記憶障害の証拠はない。 |
| F4a〜c（せん妄の兆候）=「0」 | 思考や意識の乱れを示す証拠はない。 |
| F5（精神状態の急な変化）=「0」 | 精神状態の変化を示す証拠はない。 |
| F6（過去90日間の意思決定能力の変化）=「1」 | 過去3カ月間，意思決定の悪化を示す証拠はない。 |

# G. コミュニケーション

コミュニケーションが困難になると，孤立したり，身体的・心理的な状態に関する情報を提供することが困難になったり，指示を理解することができなくなることもある。このような問題の程度を把握し，その影響を軽減することをケアプランの早期目標とすべきである。

## G1. 自分を理解させることができる（伝達能力）

**目的**
注：G1 と G2 の記入例は，G2 の後にある。
過去3日間の，口頭または非言語による利用者のコミュニケーション能力を記録する。

**定義**
言語的，非言語的を問わず，必要に応じて通信機器を用いて情報内容を伝達する能力。これには，要求，ニーズ，意見，緊急の問題，および社会的な会話を，話す，書く，手話，あるいはそれらの組み合わせ（ワードボードやキーボードの使用を含む）によって表現または伝達することが含まれる。自分を理解してもらう能力の障害（表出性コミュニケーション障害）には，声が小さい，構音障害がある，適切な言葉を見つけて文章を作ることができないなどがある。

**方法**
利用者と対話する。利用者がコミュニケーションをとろうとしている様子を観察し，耳を傾ける。本人がコミュニケーションの補助具を使用している場合は，その使用を促す。さまざまな環境（1対1，グループなど），さまざまな状況（静かなとき，騒々しいときなど）における本人と周囲との交流を観察する。ただし，この項目は，アセスメント担当者と本人の言語が異なるとき，本人の言語能力をアセスメントすることが目的でない点に留意する。

**記入**
0. **理解させることができる**：問題なく考えを明確に表現する。
1. **通常は理解させることができる**：適切な言葉を見つけたり，考えをまとめたりするのが難しいが（結果的に返答が遅れる），十分に時間が与えられれば，利用者の考えを引き出す必要はほとんど，あるいは全くない。
2. **しばしば理解させることができる**：言葉を見つけたり，考えをまとめたりするのが難しく，通常は利用者の考えを引き出す必要がある。
3. **時々は理解させることができる**：能力は限られているが，少なくとも基本的欲求（食べ物，飲み物，睡眠，トイレなど）に関して具体的な要求をすることができる。
4. **ほとんど，あるいは全く理解させることはできない**：最良の状態でも，利用者特有の音や身体的表現に限られる（痛みの存在やトイレに行きたいことを示す合図など）。

## G2.　　　他者を理解できる能力（理解力）

**目的**　　話す，書く，手話，点字によって利用者に伝えられた言語的な情報を理解する能力を把握する。内容を聞き取るだけでなく，言語を処理し理解する能力も含む。

**定義**　　どのような方法であれ，言葉の内容を理解する人の能力。必要であれば，補聴器の使用も含まれる。ただし，ある特定の言語の理解に関する問題をテストすべきではない（外国人における日本語の能力など）。

**方法**　　接しているうちに，利用者が理解できているかどうかを判断できるようになる。なんらかの困難がある場合には，話の内容を理解するためにどの程度の説明や繰り返しを必要とするかに注意し，他の人が話していることを理解したり聞いたりするのが難しいときがあるかどうかを尋ねる。利用者以外の人（家族など）が情報を提供している場合は，情報の理解に困難を感じていないかどうかを情報提供者に尋ねる。

**記入**

0. **理解できる**：話し手のメッセージを明確に理解し，言葉や行動・様子で理解したことを示す。

1. **通常は理解できる**：理解の促しがない状況では，メッセージの一部や目的を理解できないことがあるが，ほとんどは理解できる。情報をまとめることがたびたび困難になるが，概ね理解したことを言葉や行動によって示す。

2. **しばしば理解できる**：メッセージの一部や目的を理解しないが，理解の促し（繰り返したり，より詳細に話す）によって，しばしば会話を理解する。

3. **時々は理解できる**：情報をまとめることが困難であり，簡単で直接的な質問や指示にのみ適切に反応できる。メッセージを言い換えたり，単純化したり，身振りを加えることで，理解力は高まる。

4. **ほとんどまたは全く理解できない**：コミュニケーションを理解する能力が非常に限られている，またはアセスメント担当者がメッセージを理解しているかどうかを，言語的・非言語的な反応に基づいて把握できない。音は聞こえるが，メッセージを理解しない状況も含む。

---

### 事例：伝達能力と理解力の記入例

**Aさん**

　Aさんはスタッフが声をかけると，わずかながら反応がある。食事や人の顔を追視することができる。

　G1（伝達能力）は「3」，G2（理解力）は「3」と記入する。

**Bさん**

　Bさんは言葉を見つけることや表現することに困難はないが，小声でしか話せないため，疲れたりイライラしたりしないようにするために，時間と静かな環境が必要である。現在，Bさんは，指先の動きのみで操作できるコミュニケーション専用のパソコンの使い方を学んでいる。携帯電話はこのパソコンを通して接続されているので，必要に応じて緊急時に使えるようになって

いる。Bさんは他人を理解することに問題はなく，質問に自分で答えたり，夫の話に同意・反対して，アセスメントに参加することができる。

　G1（伝達能力）は「0」，G2（理解力）は「0」と記入する。

**Dさん**

　Dさんは自分の考えを表現するのに困ることはなく，アセスメント担当者との面接では質問に躊躇することなく適切に答えている。過去3日間の記録には，Dさんが他人とのコミュニケーションに困難を感じていたことを示す記録はない。

　G1（伝達能力）は「0」，G2（理解力）は「0」と記入する。

## G3.　　　　聴力

**目的**　　　過去3日間の利用者の聴力（必要に応じて環境調整を行う）を評価する。

**定義**　　　人が聞こえる音を認知する能力。

**方法**　　　補聴器を使用している場合，使用している状態で聴覚を評価する。電池が切れていないか，電源が入っているかを必ず確認する。

　　　　　利用者に聴覚について尋ね，会話の中で聴覚機能を観察する。さまざまな状況下（1対1，グループなど）で観察し，可能であれば利用者が他者（家族など）と交流している様子を観察する。環境要因（近くでの会話，外の騒音など）がアセスメントに影響することを常に注意する。必要に応じて，家族や言語聴覚士に相談し，本人の正確な聴力レベルを明らかにする。

　　　　　本人とコミュニケーションをとるときに，アセスメント担当者は自分がしなければならないことを考える。聴覚に問題があることを示す手がかりとしては，よりはっきりと，ゆっくりと話す，より大きな声で，または身振りを使うことなどが挙げられる。聴覚に問題のある人は，アセスメント担当者が何を言っているのかを知ろうとして顔をのぞくことがあり，話し合いをするのに静かな場所に連れて行く必要があることもある。

**記入**　　　0. **適切**：普通の会話，社会的交流，テレビを見ることに支障はない。
　　　　　1. **軽度の障害**：状況によって困難がある（相手が静かに話すときや，2m以上離れている場合などに困難）。
　　　　　2. **中等度の障害**：通常の会話を聞き取ることに問題があり，周りを静かにするとよく聞こえる。
　　　　　3. **重度の障害**：あらゆる状況で困難がある（話し手が大声で話さなければならない，非常にゆっくりと話さなければならない，あるいは言われていることがすべてこもっているようにしか聞こえないと言うなど）。
　　　　　4. **ほぼ聴こえない**

---

**事例：聴力の記入例**

A さん

　A さんはベッドサイドで大きな声でゆっくり話しかけると，スタッフの方を向くことがある。G3 は「2」と記入する。

---

# H. 気分と行動

　気分症は，人生のどの段階においても，QOL の低下につながる深刻な状態である。看取りケアを受けている人にとって，うつはケアの効果を低下させ，予後不良のリスクを高める特に重要な問題となる。また，家族やケアスタッフの負担や苦痛を増大させる可能性もある。

　うつは，発見されないことが多く，また，看取り期に予想されることとして常態化していることもある。そのため，効果的で適切な治療法があるにもかかわらず，十分な治療が行われていないことが多い。看取りケアを受けている人の精神的苦痛の要因としては，痛み，身体的不快感，尊厳の喪失の認識，社会的関係のストレスなどが挙げられる。精神的苦痛を特定し，適切な治療法を開始することは，看取り期における質の高いケアのための包括的なアプローチに不可欠な要素である。

## H1.　　うつ，不安，悲しみの気分の兆候

**目的**　　　　原因にかかわらず，過去 3 日間にみられた兆候を記録する。これらの兆候は，他のアセスメント項目と考え合わせることで，本人の重症度についての情報となる。

**定義**　　　　精神状態の指標は，直接言葉で表現されることもあれば，非言語的なこともあり，通常の日常生活の中で本人を観察してみられた行動によって表現されることもある。

　　　　　　**H1a．否定的なことを言う**：たとえば，「どうなってもいい」「死んだほうがましだ」「何の役にも立たない」「長生きしたことを後悔している」「死なせてほしい」など。

　　　　　　**H1b．自分や他者に対する継続した怒り**：たとえば，すぐにイライラする，受けているケアに怒るなど。

　　　　　　　　※怒りを表す言葉と，持続的な怒りを表す非言語的または行動的なサインの両方に注意する。

　　　　　　**H1c．非現実的な恐れがあることを思わせる非言語を含む表現**：たとえば，見捨てられる，1 人にされるもしくは他の人と取り残される恐怖，特定の物や状況に対する恐怖など。

　　　　　　**H1d．繰り返し体の不調を訴える**：たとえば，常に医療行為を求める，絶え間なく体調を心配するなど。

　　　　　　**H1e．たびたび不安，心配ごとを訴える（健康上の不安は除く）**：たとえば，予定，食事，洗濯，衣服，人間関係について，常に注意を引き安心感を求める。

　　　　　　**H1f．悲しみ，苦悩，心配した表情**：たとえば，眉をひそめる，常にむすっとしている。

　　　　　　**H1g．泣く，涙もろい**：このような非言語的な表現がされることがある。

　　　　　　**H1h．興味をもっていた活動をしなくなる**：長年続けてきた活動や家族・友人との交流など。

　　　　　　　　※この兆候は，利用者の活動への参加や長年の他者との関わる時間や日数の減少を扱うことに注意する。

　　　　　　**H1i．社会的交流の減少**：家族や友人その他の人との通常の交流をしなくなる

か，関与することに興味を失う。

**H1 j．人生の喜びを失っているという非言語を含む表現（快感喪失）**：たとえば，
「もう何も楽しくない」と言うなど。

　　※この兆候は，通常なら楽しいと感じる活動や状況を，もはや楽しむこと
　　ができない快感喪失の状態であることに注意する。

**方法**　　本人との会話を開始する。本人の過去の発言や，本人の言語的・非言語的な精神
的健康上の問題の指標について，他の人が観察したことを覚えておく。

　中には，感情表現をしやすく，自分の気持ちを直接話してくれる人や，尋ねられ
たら感情を表す人もいる。その際は，そのような状態がいつから続いているのかを
尋ねる。

　一方で，感情を表現できない（感情を表現する言葉を見つけられない，洞察力や
認知能力が低下しているなど）人もいる。この場合，アセスメント期間中に本人と
直接接するときに，なんらかの兆候がないか注意深く観察する。

　これらの兆候の現れ方には，文化的な相違があることに留意する。文化的規範の
ために，精神的な心配事，感情，または自分の気持ちを誇張して表現する人もいれ
ば，表現しない人もいる。文化的背景があるという予断から兆候を過小に解釈しな
いよう気をつける一方で，感情表現に厳しい文化をもつ人の兆候には，特に注意を
払うことが重要である。

　利用者と接するケアスタッフや医師，利用者の通常の行動を知る家族や友人と相
談する。詳細は得られないかもしれないが，記録にも目を通す。本人が言ったこ
と，観察したこと，他の人が言ったことが異なっていたら，総合的な判断をする。

**記入**　　原因が何であるかにかかわらず，過去3日間の本人の行動を記録する。人によって
は，死のプロセスの一環として，精神的苦痛は当たり前だと思う可能性に留意する
こと。兆候の有無と，兆候が現れた日数の両方を記録する。

　**0．ない**
　**1．あるが，過去3日間にはみられていない**：過去3日間に観察されなかったにも
　　　かかわらず，その状態があることがわかっている場合。
　**2．過去3日間のうち1〜2日にみられた**
　**3．過去3日間毎日みられた**

---

**事例：うつ，不安，悲しみの気分の兆候の記入例**

**Aさん**

　Aさんは時折涙を流す様子がある。今回の入所前までは，音楽を聞いたりテレビを観たりす
るのが好きだったが，最近は興味を示さなくなった。H1g（泣く，涙もろい）は「3」，H1h（興
味を持っていた活動をしなくなる）は「3」を記入する。

**Dさん**

　Dさんは，物腰の柔らかい女性で，子供たちが来たとき以外は悲しい表情をしているが，子
どもたちと一緒にいるときは笑顔でいる。3日前に入院して以来，Dさんはスタッフと現在の健

康状態について話すときに涙ぐみ，部屋に１人でいるときには泣き声が聞こえることもある。D さんはスタッフと楽しく過ごし，スタッフが助けてくれると感謝している。自分の置かれている状況を前向きにとらえ，残された時間を最大限に活用したいと語っている。彼女は，自分を捨てた夫への怒りに加え，機能的下半身麻痺になる可能性への怒りも表している。子どもたちのことが心配で，義理の両親に子どもたちの世話をしてもらうことには不満があるが（しつけに対する考え方の違い），今のところ他に選択肢はない。痛み，心配，新しい環境への適応などで睡眠が妨げられている。彼女はスタッフに，子どもや友人の訪問を楽しみにしていること，スタッフとゆっくり話をする時間を気に入っていることを話した。しかし，以前はよくやっていた社会活動や手芸などには，しばらく興味がないとのことである。

| 記入例 | 根拠 |
| --- | --- |
| H1 a （否定的なことを言う）＝「0」 | 否定的な発言の証拠はない。 |
| H1 b （自分や他者に対する継続した怒り）＝「3」 | D さんはスタッフとの会話は楽しいが，夫に対しては怒りを感じており，それを自由に表現している。 |
| H1 c （非現実的な恐れがあることを思わせる非言語を含む表現）＝「0」 | D さんの機能的麻痺への怒りはあるものの，恐怖を感じている根拠はない。 |
| H1 d （繰り返し体の不調を訴える）＝「0」 | 存在する根拠はない。 |
| H1 e （たびたび不安，心配事を訴える）＝「0」 | 存在する根拠は何もない。 |
| H1 f （悲しみ，苦悩，心配した表情）＝「3」 | 存在が報告されている。 |
| H1 g （泣く，涙もろい）＝「3」 | この３日間，泣くことがある。 |
| H1 h （興味を持っていた活動をしなくなる）＝「3」 | D さんはしばらくの間，興味のある活動を行っていない。 |
| H1 i （社会的交流の減少）＝「0」 | 他人と一緒にいるときは楽しくて社交的である。 |
| H1 j （人生の喜びを失っているという非言語を含む表現）＝「0」 | 子どもや友人の訪問，スタッフとの時間を楽しんでいることを言葉にしている。 |

## H2. 利用者自身が答えた気分

**目的**　利用者が答えた過去３日間の気分を記録する。過去３日間にそのような気分があったことは否定するが，問題は続いているという人もいる。

**定義**　この項目では，過去３日間の３つの側面（快感，不安，不快）に関する利用者の主観的な言語による評価とする。
「過去３日間に，どのくらい○○（下記）でしたか？」と聞く。
H2 a．普段楽しんできたことに興味や喜びがわかなかった
H2 b．不安だったり，落ち着かなかった
H2 c．悲しく，落ち込んで，絶望した

**方法**　このセクションにある他の項目によって利用者の気分の状態を客観的に評価し，利用者に直接上記の質問をする。各項目の評価には，本人の回答のみを記録する。利用者の気分の状態に対する自分の推論や，家族・友人など他の情報提供者による評価は記録しない。これらの項目は，あくまでも自己申告したことのみを記録する。本人が（認知症などのために）答えられない，あるいは拒否する場合，「8」を記録する。

**記入**　それぞれの項目で表している感情を過去 3 日間に経験したか／その頻度についての利用者の回答から判断する。1 日のうちの頻度は問わない。答えられない，または回答したくない場合は，「8」を記録する。

- 0. 過去 3 日間にはない
- 1. **過去 3 日間にはないが，しばしばそのように感じる**：過去 3 日間には経験しなかったが，その感情が頻繁にあると示した場合。
- 2. **過去 3 日間のうち 1〜2 日あった**
- 3. **過去 3 日間毎日あった**
- 8. **答えられない（答えたくない）**

---

### 事例：気分の記入例

C さん

　アセスメント者がこれらの項目について C さんに回答を求めたところ，「ここではそういう話はしない」と答えた。H2a〜c すべてに「8」と記入する。

---

# I. 心理社会的幸福

看取り期にある人のアセスメントでは，人生の完成とスピリチュアリティは重要な要素である。人生の完成度やスピリチュアリティ・宗教的活動への参加の適切性をアセスメントすることではなく，利用者や家族の視点から重要なことがらを評価することが目的である。

## I1.　　　　　人生の完成

**目的**　　人生の完結に向けた本人の努力を評価する。この項目では，現実的な問題（たとえば，遺言や葬儀の準備）から，ライフステージに対する利用者の心理的な反応まで，幅広い要素を扱う。

**定義**　　**I1a．形式的（法的）な責任の移譲を終えたと感じている**：自分の資産管理（相続），遺言などに関して，必要だと感じることを終わらせている。

　　　　　**I1b．個人的な目標の達成に向けて前進していると感じている**：利用者が死を迎える前に解決することを目指して，現在取り組んでいることがある。たとえば，葬儀の計画，私物の処分，ペットへの対応，疎遠になっている友人や親戚との和解など，利用者が重要だと考えていることがらが含まれる。

　　　　　**I1c．状況の受容**：利用者が自分の終末期または看取りに向かっているという見通しを受け入れている。

　　　　　**I1d．高められる強みをもっている**：利用者，家族，またはケアスタッフは，本人には励ましや育成が可能な内面的な強みがあることを認識している。たとえば，ある人にとっては，深い信仰心が力の源となることがある。

　　　　　**I1e．一貫して前向きである**：症状が重くなっても，機能が低下しても，自分を前向きに保つ性格である。いかなるときも自分の強みや長所に着目し，達成可能な医学的または個人的な目標に向けて現実的に取り組むことができ，自分の人生や他人との関係に感謝することができる。

**方法**　　利用者，家族，友人と，プライベートで落ち着いた環境で話し合う。利用者に個人的な心配事を尋ねる。本人や家族はどのように対処しているのか。このような個人的な問題を話し合う際には，本人の気持ちに配慮する。特に，死や末期であることに関する本人や家族の予測に影響を与える可能性のある文化的な要因を認識することが重要である。家族やケアスタッフとの会話や情報も有益である。

**記入**　　本人がこれらの問題について話し合うことができない，あるいは話し合う意思がない場合，もしくは本人の状況の受け入れや，残された課題の進捗状況について話し合うタイミングが適切でない場合には，「0」と記録する。

　　　　0．いいえ
　　　　1．はい

## 12.　　　　　スピリチュアリティの自己評価

**目的**　この項目は，スピリチュアルな問題や心配について利用者と話し合う機会となる。この話し合いで得られた情報は，心のよりどころをみつけたり精神的な支援をするために使用することができる。終末期には，これらの問題を宗教的な言葉で表現する人もいるが，ここでの目的は，ある宗教の信者であるかどうかは問わず，スピリチュアリティに関するより幅広い視点も含めることである。

**定義**　**12a．宗教やスピリチュアリティを心のよりどころにする**：宗教的な活動，資料，指導者から助言やサポートを得ている。聖職者（たとえば，僧侶，司祭，牧師）や他の精神的な支えとなる人（占い師，人生の先輩）と話すこともある。また，他の情報源（たとえば，文学，芸術）を利用して，個人的，自発的なスピリチュアリティへのアプローチを行うこともできる。

　　**12b．人生の意味に悩んでいる**：自分の人生が何を意味しているのか，自分の人生に目的や意味があるのかどうかわからない，あるいは，自分が他人に肯定的に記憶されるような行動をとったかどうか疑っていることを示している。

　　**12c．日々の生活に意味を見出す**：利用者の日常生活に対する考え方を考慮する。利用者が大切にし続けている意味のある活動や社会的関係を見つけられているか。施設内外のイベントに参加したり，興味を持っているか。

　　**12d．人生に安らぎを感じている**：利用者が自分の人生の状況と予後を受け入れ，人生の終わりに向けて積極的に準備していることを示している。

**方法**　　現在の生活状況に対する利用者の主観的な評価について，利用者と会話を始める。何をするのが楽しみなのか，誰と会うのが楽しいのか，自分の置かれている状況に対する感情に対処するために，どのようなアプローチをとっているか，などを尋ねる。

　　精神的な問題は，非常にデリケートな問題であることが多い。利用者や家族が話し合いに応じるかどうかは，文化的な要因が影響している可能性があるので，特に注意する。本人に，スピリチュアリティな問題について誰かと話したいかどうかを尋ねる。

**記入**　本人がこれらの問題を話し合うことができない，あるいは話し合うことを望まない場合，もしくはアセスメントのタイミングが適切でない場合は，「8」を記録する。
　　0．いいえ
　　1．はい
　　8．答えられない（答えたくない）

# J. 機能状態

末期の疾患では，病気の進行度によって，日常生活動作（ADL）や手段的日常生活動作（IADL）の機能が低下する可能性がある。たとえば，病気によっては，セルフケアを開始したり，セルフケアに参加したりする能力や意思が制限されたり，ADL を遂行するために必要なタスクの理解が妨げられたりする。また，さまざまな身体疾患や神経疾患は，体力，筋力，バランス，骨の強度など，セルフケアに重要な身体的要素に悪影響を及ぼす。薬やその他の治療による副作用も，自立度の低下につながる。

本人が望む自立度を最大限にするためには，日常生活を送るうえで何に支障があるかを見極めることが重要である。人生の終わりに近づきつつあるとき，何かを失うことは現実的には避けられないが，何を失っているかを理解することは，元に戻る変化や元に戻らない喪失への対応策を考えることができる。ADL および IADL を評価する際には，認知的，精神的，または身体的な限界にかかわらず，その人が実際に行っている活動に基づいて評価を行う。

## J1. IADL

**目的**　自立した生活に最も関連する機能（IADL）を調べる。

**定義**

**J1a. 食事の用意**：食事をどのように準備するか（献立を考える，材料を用意する，調理する，配膳する）。この項目は，食事の質や栄養価を問わず，食事を用意する本人の能力について評価する。たとえば，もし朝と昼は菓子パンとジュース，夕食はカップラーメンを援助なしに用意していたら，自立となる。

**J1b. 家事一般**：どのように通常の家事が行われているか（たとえば，皿洗い，掃除，布団の上げ下げ，整理整頓，洗濯など）。

**J1c. 薬の管理**：どのように薬を管理しているか（たとえば，薬の時間を思い出す，袋や薬のケースを開ける，1 回服用量を取り出す，注射を打つ，軟膏を塗るなど）。

**方法**　過去 3 日間の上記の活動について，本人に尋ねる。家族がいる場合には，家族とも話す。なお，これらの活動が必要ない環境では，「8（本活動は一度も行われなかった）」を記録する。

**記入**　過去 3 日間に本人がどの程度それぞれの IADL を実施したかを記録する。本人ができるかもしれないという判断に基づかない。

　**0. 自立**：援助も準備も見守りも必要ない

　**1. 準備のみ**：物や道具を本人の手の届くところに置いたり，提供したりする援助に限られ，その他の作業は本人が自分で行う

　**2. 見守り**：実施時の見守り／合図が必要

　**3. 限定された援助**：時に援助が必要

　**4. 広範囲な援助**：活動を通して援助が必要であるが，そのうち 50％以上は自分

で実施する

5. **最大限の援助**：活動を通して援助が必要であり，自分で実施しているのはそのうち 50％未満である

6. **全面依存**：アセスメント期間内，すべて他者にやってもらった

8. **本活動は一度も行われなかった**

---

### 事例：IADL の記入例

**C さん**

　C さんは，自分と妻のためにすべての食事を作っている。その他の家事は同居している娘に任せている。C さんは自分で薬を管理しているが，ふたが開けられないため，娘が毎晩薬を出している。J1a（食事の用意）は「0」，J1b（家事一般）は「6」，J1c（薬の管理）は「1」と記入する。

**D さん**

　D さんは 5 日前に入院していて，食事の準備や家事をしていない。看護師が彼女の薬を管理している。J1a～J1c すべてに「8」と記入する。

---

## J2.　　ADL の実施状況

　　　　　　注：J2 と J3 の記入例は，J3 の後にある。

**目的**　　　　過去 3 日間における日常生活動作（ADL）の自立度（利用者が自分のために何をしたか，他者がどのように援助したか）を記録する。

**定義**　　　　**ADL 自立度**：過去 3 日間におけるすべての ADL の状態を記録する。

**J2a. 入浴**：どのように入浴をし，シャワーを浴びるか。浴槽やシャワーへの出入り，体の各部分（腕，大腿，膝下，胸部，腹部，陰部）をどう洗うかを含む。背中を洗うことと洗髪は含めない。

**J2b. 個人衛生**：どのように個人衛生を保つか。髪をとかす，歯を磨く，ひげを剃る，化粧をする，顔や手を洗って乾かすなど。入浴やシャワーは含めない。

**J2c. 歩行**：屋内の平面をどのように歩くか。

**J2d. 移動**：どのように居宅・施設の中（階段を除く）を移動するか。車いすを使用している場合は，車いすに乗ってからどのように移動するか。

**J2e. トイレへの移乗**：トイレやポータブルトイレにどのように移乗するか。

**J2f. トイレの使用**：トイレ（ポータブルトイレ，便器，尿器）をどのように使用するか。排泄後の始末，オムツの交換，人工肛門やカテーテルの管理，衣服を整える，など。トイレへの移乗は含めない。

**J2g. ベッド上の可動性**：横になった状態からどのように動くか。寝返りをうったり，起き上がったり，ベッド上で体の位置をどのように調整するか。

**J2h. 食事**：どのように食べたり飲んだりするか（うまい下手は問わない）。他の手段（経管栄養や完全経静脈栄養など）による栄養摂取も含む。

準備の援助：利用者がある動作を行うために，必要な物や道具を用意・準備することをさす。これには，援助者が物を手渡した後，本人がその動作を1人で実施するよう本人のそばにいないことが含まれる。誰かが残って近くで見ていれば，それは「見守り」であり，「2」を選択する。

　準備の援助の例

- 個人衛生：洗面台（洗面器）や身だしなみ用品を用意する
- 歩行：歩行器や杖を渡す
- トイレの使用：尿器を渡す，オストメイトの交換に必要なものを手の届くところに置く
- 食事：肉を切る，容器のふたを開ける，食卓にお盆をのせる，1度に1皿ずつ出す

体重を支える：ADL の身体援助には，さまざまなレベルがある。こうした援助レベルを判定する鍵は，どの程度援助者が体重を支えなければならないかである。座位の場合，援助者が腕に全体重をかけてシャツを着るのを手伝うといった形でサポートする。立位や歩行時は，脇の下で体を支えたり，援助者の腕に寄りかかるようにしたりすることが考えられる。最小限の身体的接触で本人の動きを誘導することや，断続的な身体援助は，「体重を支える」とは考えない。

**方法**　　　　　正しいアセスメントをするには，まず過去3日間のすべての ADL について把握する必要がある。その人が自分自身で何をして，（もしあれば）どんな援助が実際に提供されたかを把握する。

　　あるADLにおいて過去3日間における自立度がさまざまであったら，最も依存度の高い（他者から大きな援助を受けた）3つの動作に着目する。最も依存度の高い動作に焦点を当てることで，ADL を実施するうえで本人が必要とする援助の全体像をつくることができる。ADL 自立度を記録するには以下のように情報を収集する。

- 情報源は複数にする。本人，家族，ケアスタッフ，その他と話す。
- その ADL が含んでいるすべての側面を踏まえた質問をする。たとえば，「個人衛生」について検討するとき，朝に顔を洗い，髪をとかし，歯を磨き，髭を剃る，というすべての動作について尋ねる。あることではできても，別のことには広範囲な援助を必要とすることがある。
- 利用者がどのように身体を動かしているかを観察する。
- 利用者と話をして，それぞれの ADL において自分自身で行っていることと援助されていることを確認する。
- 可能であれば，直接介護しているケアスタッフや家族と話す。
- 最後に，これらすべての情報を，各分野でアセスメントされたそれぞれの動作において，本人の ADL 自立度の全体像と一致するように考察する。

**記入**　　　　以下は ADL 自立度を記録する際のルールである。

- 過去3日間すべての動作が同じ援助レベルで行われた場合，その援助レベルを記録する。

・「0（自立）」「6（全面依存）」「8（動作はなかった）」は，すべての動作が同じレベルでなければつけることができないので，上記のルールのみが当てはまる。
・また，上記のルールは，過去 3 日間に 1 回しか動作が起こらなかった場合にも当てはまる。たとえば，過去 3 日間寝たきりで，部屋の中を移動したのは 1 回だけであれば J2d（移動）は移動したたった 1 回の動作に基づく。
・もし，どこか 1 回の動作が「6（全面依存）」であり，他の動作では依存度が低い場合，その ADL は「5（最大限の援助）」となる。
・それ以外の場合は，最も依存度の高い 3 つの動作（2 回だった場合は，最も依存度の高い 2 つの動作）に着目する。これらの動作のうち，最も依存度の高い動作が「1（自立，準備の援助のみ）」であれば，その項目は「1」となる。そうでない場合は，「2」から「5」の範囲内で最も依存度の低いものを選ぶ。

これらのルールと以下のガイドラインに沿って，適切に記録する。

0. **自立**：すべての動作において身体援助，準備，見守りはなかった。
1. **自立，準備の援助のみ**：物品や用具を用意したり，手の届く範囲に置くのみで，すべての動作において身体援助も見守りもなかった。
2. **見守り**：見守り／合図。
3. **限定的な援助**：四肢の動きを助ける，体重を支えずに身体的な誘導をする。
4. **広範囲な援助**：本人が必要な動作を 50％以上実施し，1 人の援助者による体重を支える（四肢を持ち上げることを含む）援助。
5. **最大限の援助**：2 人以上の援助者による体重を支える（四肢を持ち上げることを含む）援助。または，50％以上に及ぶ体重を支える援助。
6. **全面依存**：すべての動作において他者がすべて行った。
8. **この動作はなかった**：「6（全面依存）」と区別すること。たとえば，経管栄養中で食べ物も水分も経口摂取していない場合でも，食事（栄養摂取）として経管栄養の実施に対する援助レベルを判定する。つまり「8」ではない。もし利用者が経管栄養の注入に関与しているのであれば，「6」ではなく，より軽いスコアが入るべきである。


以下は ADL 自立度の正確な記録のための一般的な注意事項である。
・ADL 自立度は，過去 3 日間に本人が実際にセルフケアに関与した程度と，実際に受けた援助の量を記録する。
・あるべき能力，つまり「自分でできるはずだ」とアセスメントする者の判断に基づかない。
・本人が受けるべき援助の量を記録しない。たとえば，ケアプラン上受けているはず，あるいは家族が期待する援助の量は記録しない。ケアプランに示されているものは，実際のケア量と異なることがある。実際に起こったことを記録する。
・過去 3 日間に利用者をケアしたスタッフや家族と，利用者の ADL について話し合う。その際，過去 3 日間だけに着目するように気をつけてもらう。それぞれの ADL に関する自分の理解と観察を明確にするために，一般的なことからより詳細なことに進むような質問をする。

## J3. 車いす自操距離

**目的** 　車いすで移動する際の自立度を把握する。

**定義** 　**自力で移動した距離**：過去3日間に車いすを自分で操作して移動したときの1回の最も長い距離（電動車いすの単独使用を含む）。

**方法** 　在宅では，利用者や家族に過去3日間に，家の中や近所を移動したことについて尋ねる。長時間休むことなく移動した最長距離を記録する。

　施設では，利用者や直接介護するスタッフに過去3日間に，施設内や屋外での本人の移動について尋ねる。長時間休むことなく移動した最長距離を記録する。

**記入**
- 0. 車いすを押してもらった
- 1. 電動車いすや電動三輪車（スクーター）を利用した
- 2. 5 m 未満を自分で操作した
- 3. 5〜49 m を自分で操作した
- 4. 50〜99 m を自分で操作した
- 5. 100 m 以上を自分で操作した
- 8. 車いすは使用しなかった

---

### 事例：ADL と車いす自操距離の記入例

**A さん**

　A さんはベッド上で寝たきりである。全身清拭をしているので，入浴は行っていない。食事は，ギャッチアップして食事介助もスタッフが行っている。排泄は紙オムツを使用している。

| 記入例 | 根拠 |
|---|---|
| J2 a （入浴）＝「8」 | 過去3日間，入浴はしていない。 |
| J2 b （個人衛生）＝「6」 | スタッフが行っている。 |
| J2 c （歩行）＝「8」 | A さんは歩いていない。 |
| J2 d （移動）＝「8」 | A さんはベッドで過ごしている。 |
| J2 e （トイレへの移乗）＝「8」 | |
| J2 f （トイレの使用）＝「8」 | |
| J2 g （ベッド上の可動性）＝「6」 | スタッフが行っている。 |
| J2 h （食事）＝「6」 | スタッフが介助している。 |
| J3 （車いす自操距離）＝「8」 | この3日間，ベッド上で過ごしており，車いすを使用していない。 |

2

J

機能状態

### Bさん

　ケアスタッフが毎日清拭を行っている。週に1度，入浴がある。ケアスタッフは入浴を行うことができるが，Bさんが浴槽に出入りするのに2人必要なので，Bさんの夫が立ち会わなければならない。Bさんは清拭や入浴のどの動作も自分で行うことができない。Bさんの衛生管理は，訪問時はケアスタッフが行い，それ以外の時はBさんの夫が行う。Bさんは歩行できないが，電動車いすを持っており，自宅では問題なく使用できる。寝室，キッチン，リビングの間，約15mを行き来している。Bさんはトイレを自分ですることができない。脚や体幹を動かすために1人が手助けをすれば，1日中ベッドの上で動くことができる。一方で，同じ向きで寝ていないように，一晩に2回夫がBさんの体位変換をするが，Bさんは全く自分で行うことができない。Bさんは経管栄養の管理には関わっていない。水分を少しずつ摂取することはできるが，コップやストローを持つことができないため，手助けが必要である。

| 記入例 | 根拠 |
|---|---|
| J2 a （入浴）=「6」 | Bさんは1人で入浴できない。 |
| J2 b （個人衛生）=「6」 | 個人衛生について他者に完全に依存している。 |
| J2 c （歩行）=「8」 | Bさんは歩けない。 |
| J2 d （移動）=「0」 | 車いすに乗れば，部屋から部屋への移動は可能である。 |
| J2 e （トイレへの移乗）=「6」 | トイレへの移動は他者に頼るしかない。 |
| J2 f （トイレの使用）=「6」 | Bさんはトイレ使用を他者に頼っている。 |
| J2 g （ベッド上の可動性）=「5」 | ベッド上での移動は，夜間は夫が完全に行っていたが（コード「6」），日中は1人の介助で行っており，その介助率は50%未満であったため，「4」を適用した。記録のルールより，「全面依存」と「少ない援助」が1つ以上混在していたので，「5」と記録する。 |
| J2 h （食事）=「6」 | Bさんは食事の際，他者に完全に依存している。 |
| J3 （車いす自操距離）=「3」 | 車いすで約15mを自分で移動することができる。 |

### Cさん

　Cさんは，朝，自分で体を拭いている。オストメイトのため，シャワーを怖がっている。服装や髭はきちんとしている。娘は，Cさんが入浴やセルフケアの手助けを必要としているのではないかと考えているが，本人のプライドが高くて人に頼めず，娘も声をかけられないでいる。ストーマケアは，臭いが気になるのと，プライバシー保護のために1人で行っている。食事やベッド上での移動には介助は必要ない。家の中では補助器具なしで歩けるが，力を入れると非常に疲れて息切れするようになってきた（たとえば，階段の上り下りや，妻をいすからトイレに移すときなど）。

| 記入例 | 根拠 |
|---|---|
| J2a（入浴）＝「8」 | お風呂にもシャワーにも入らない。 |
| J2b（個人衛生）＝「0」 | 自分で身の回りの衛生管理をする。 |
| J2c（歩行）＝「0」 | Cさんは歩くことができる。 |
| J2d（移動）＝「0」 | 家の中を移動することができる。 |
| J2e（トイレへの移乗）＝「0」 | 自分でトイレに行き来することができる。 |
| J2f（トイレの使用）＝「0」 | トイレやオストメイトの管理に介助を必要としない。 |
| J2g（ベッド上の可動性）＝「0」 | ベッドの上で自分の体勢を整えることができる。 |
| J2h（食事）＝「0」 | 自分で食事ができる。 |
| J3（車いす自操距離）＝「8」 | Cさんは車いすを使用しない。 |

## Dさん

　Dさんは4日前に緩和ケア病棟に入院し、緊急の放射線治療を受けた。昨日、放射線治療を終え、現在はベッドで休んでいる。尿路結石のために尿道カテーテルが留置されているが、これはスタッフが完全に管理している。この3日間、お風呂やシャワーには入らず、手の届くところに道具を置いておけば、身だしなみやその他の衛生面での行動は自分でできる。看護師は2時間ごとにベッドで体位を変えて、痛みや痙攣を抑えている。Dさんは、手の届くところに食事を準備すれば、自分で食べることができる。

| 記入例 | 根拠 |
|---|---|
| J2a（入浴）＝「8」 | 過去3日間、浴槽やシャワーを利用していない。 |
| J2b（個人衛生）＝「1」 | 個人衛生を管理しているが、準備の援助を必要としている。 |
| J2c（歩行）＝「8」 | Dさんは歩いていない。 |
| J2d（移動）＝「8」 | この3日間、ベッド上で過ごしている。 |
| J2e（トイレへの移乗）＝「8」 | ベッド上で過ごしているため、トイレへの移乗ができない。この3日間、床上便器を使用していない。 |
| J2f（トイレの使用）＝「6」 | 尿道カテーテルが挿入され、スタッフが管理している。 |
| J2g（ベッド上の可動性）＝「4」 | スタッフ1人に体重を支えてもらい、ベッドで体勢を整えた。 |
| J2h（食事）＝「1」 | 食事が準備されていれば、自分で食事をすることができる。 |
| J3（車いす自操距離）＝「8」 | この3日間、ベッド上で過ごしており、車いすを使用していない。 |

## J4.　　　身体機能の潜在能力

**目的**　利用者がより自立し，自分のことが自分でできるようになる可能性を把握する。身体機能の潜在能力について，利用者自身の意見，利用者を知るケアの専門職の意見を把握することが重要である。

**定義**　**J4a．本人は自分の身体機能が向上すると信じている**：現実的でなくても，純粋な自己評価に基づく。

　**J4b．ケアスタッフは本人の身体機能が向上すると信じている**：ケアの専門職（リハビリスタッフや医師など）を含めることができる。

**方法**　利用者が，自分自身はもっと自立できると考えているかどうかをアセスメントする。適切であれば，本人の今後数カ月間の目標について尋ねる。

　専門職は，身体機能の潜在能力について評価する必要がある。より自立できるようになるか，現在の疾患や状態から回復・改善する可能性はどの程度かを尋ねる。

　この項目は，ADL（J2）とは独立して考えることができる。たとえば，すべてのADLにおいて自立していると記録されている人であっても，その人はそれらの分野でさらにパフォーマンスを向上させる能力を持っている可能性がある。

**記入**　利用者の身体機能が損なわれておらず，改善が必要ない場合は「0」を選択する。
　0. いいえ
　1. はい

## J5.　　　過去 90 日間（または前回アセスメント以降）の ADL の変化

**目的**　現在のADLが，90日前（90日未満の場合は前回のアセスメント以降）と比べて変化しているかを把握する。

**方法**　利用者または利用者をよく知っている人に，90日前と比較して，ADLを行う能力に変化があったかどうかを尋ねる。90日前の期間を特定するために，3カ月前に起こった出来事を思い出してもらい，その出来事と利用者の機能を関連付けるように尋ねる。たとえば，利用者が3カ月前に家族を訪問した場合，その際に食事や歩行などの活動がどの程度できたかを尋ねる。

**記入**　最も適切なものを選択する。ある分野は改善し，ある分野では悪化している場合は，全体的な変化の方向性を選択する。
　0. 改善した
　1. 変化なし
　2. 悪化した
　8. 判定不能

# K. 失禁

注：K1～K3の包括的な記入例は，このセクションの最後にある。

## K1.　　　　　　尿失禁

**目的**　　過去3日間における尿失禁の状況を把握し，記録する。

**定義**　　この項目では，トイレ誘導や失禁トレーニング，採尿器具などの使用を考慮に入れたうえで，利用者の尿失禁状況を把握する。この項目は，利用者がトイレに1人で行けるかどうかは問わない。たとえばトイレまで広範囲の援助を必要とする場合であっても，この項目は自立となることもある。尿失禁には，少量から多量までのあらゆるレベルの尿の漏れを含む。

**方法**　　この話し合いはプライバシーが守られるようにする。尿失禁は，特にそれをどうにかしようとしている人にとっては非常にデリケートな話題である。多くの人は尿の問題があっても恥ずかしさから，あるいはそのことで施設に入れられはしないかという心配や罰を受ける恐れから，隠そうとする場合もある。また，尿失禁は加齢や病気に伴うものでどうすることもできないという誤解から報告しない場合もある。

多くの人は専門職がデリカシーをもって率直にこの問題の性質を尋ねるように十分配慮すれば安心する。

週末を含む過去3日間，1日24時間にわたる失禁のパターンを考慮する。

**記入**　　過去3日間の尿失禁の状況について，適切に選択する。

採尿用具を使用している場合，使用している状態における実際の尿失禁パターンを記録する。このパターンは過去3日間において利用者が下着やおむつを濡らした頻度である。「もし～であったら失禁しなかった」という仮定は取り入れない（たとえば，「24時間介護者がいたら」「トイレに連れて行っていたら」など）。

もし「4（頻繁に失禁）」と「5（失禁状態）」で迷った場合は，いくらかのコントロールがあるかないかで判断する。ある場合は「4」で，ない場合は「5」となる。

0. **失禁しない**：完全なコントロール。排泄を促される，排尿訓練を受けるなどの合図や見守りによって達成されたコントロールも含む。カテーテルや採尿する用具を使用していない。

1. **3日間にわたりカテーテルやろうで管理されている**：カテーテルや採尿する用具やろうで管理されている。

2. **まれに失禁する**：過去3日間に失禁はないが，失禁したことがある（最近失禁した既往がある）。

3. **時に失禁する**：毎日ではないが，失禁があった（過去3日間のうち1～2日に失禁があった）。

4. **頻繁に失禁する**：毎日失禁するが，いくらかのコントロールがある。たとえば，日中は下着を濡らすことはないが，夜間はベッドを濡らしているなど。

5. **失禁状態**：膀胱のコントロールがない。1日に何度も，またはほとんど常に。

8. **尿の排泄はなかった**：過去3日間に尿の排泄はなかった。


## K2.　　　尿失禁器材（おむつやパッドは除く）

**目的**　　　尿を採取するための器具があるかを記録すること。

**定義**　　　**外部（コンドーム型）カテーテル**：陰茎に被せる尿失禁器材。
**留置カテーテル**：持続的に排尿させることを目的として膀胱内に留置するカテーテル。尿道のほか，恥骨上切開により挿入されるカテーテルを含む。
**膀胱ろう**：外科切開によって作られた腹壁の膀胱開口部を採尿バッグで覆うもの。
**腎ろう**：尿管閉塞時に腎臓から尿を排出させるためのチューブ，ステント，カテーテル。カテーテルによって体外のドレナージバッグに尿を排出させることもあるが，直接膀胱に尿を流すこともある。
**尿管皮膚ろう**：膀胱から尿管を切り離して腹壁につなぎ，採尿バッグで覆うもの。

**方法**　　　利用者やケアスタッフに尋ね，記録と照らし合わせる。採尿バッグは通常服の下に隠れているので，それぞれについて尋ねるようにする。

**記入**　　　過去3日間に使用された尿失禁器材の種類を記録する。複数の種類の器材が使用された場合は，過去3日間で使用された機材のうち最も侵襲の大きいものを記録する。
0. **なし**
1. **外部（コンドーム型）カテーテル**
2. **留置カテーテル**
3. **膀胱ろう，腎ろう，尿管皮膚ろう**


## K3.　　　便失禁

**目的**　　　過去3日間の便失禁を把握し，記録する。

**定義**　　　利用者が便通をコントロールできるかどうかを意味する。この項目は，排泄誘導や失禁訓練プログラム，便秘薬等を使用した状態での本人の排便パターンを把握するためのものであり，トイレに1人で行けるかどうかは問わない。

**方法**　　　尿失禁パターンのアセスメントと同時に行う。経過記録や排便チェックリスト（あれば）の確認が含まれる。これらの記録物が合っているか，利用者に聞く。排便についての話題も尿同様にデリケートである。デリカシーをもって率直にこの問題を尋ねるようにすることを忘れない。必要なら家族やケアスタッフなどに確認する。その際，過去3日間，24時間の排便状況を取り上げることを念頭におく。

**記入**　　　過去3日間の便失禁について記録する。ストーマなどの使用は，「1」である。「0」

は，器具を使用しない排泄を示す。ストーマが漏れている場合は，「2」「3」「4」または「5」を選択し，漏れの頻度を記録する。

0. **失禁しない**：完全なコントロール。ろうなし。

1. **ろうがあり，失禁しない**：過去3日間ろうを用いてコントロールされている。

2. **まれに失禁**：過去3日間失禁はないが，失禁したことがある。

3. **時に失禁**：毎日ではないが失禁する。

4. **頻繁に失禁**：毎日失禁するが，いくらかコントロールされている。

5. **失禁状態**：コントロールはない。

8. **排便はなかった**：過去3日間に排便はなかった。

---

### 事例：尿失禁，尿失禁器材，便失禁の記入例

**Bさん**

Bさんは通常，便意と尿意の両方を完全にコントロールすることができ（感覚が完全にあるため），自分のケアを指示する。しかし，先週Bさんが小声で介助を求めているのを介助者が聞き取れず，2回尿失禁を起こした。これは珍しいことで，もともと自分のことを語らないBさんにとっては非常に苦痛な出来事だった。Bさんはカテーテルを使用していない。

K1（尿失禁）は「2」，K2（尿失禁器材）は「0」，K3（便失禁）は「0」と記入する。

**Dさん**

Dさんはカテーテルを使用しているが，漏れはない。ここ3日間は排便がない。

K1（尿失禁）は「1」，K2（尿失禁器材）は「2」，K3（便失禁）は「8」と記入する。

# L. 薬剤

　実際にどのような薬を服用しているかを確認することは，適切な治療を確実にし，きちんと指示通りに服用できているかを知り，薬の副作用や薬物相互作用に関連する可能性のある薬を特定し管理するのに役立つ。

## L1.　　　　全使用薬剤のリスト

**目的**　　　　本人が服用している処方薬や市販薬，サプリメントのすべてを一覧にすることで，薬剤履歴の評価をしやすくなる。また，薬剤の服用の有無に関連する潜在的な問題（1種類以上の服薬をしている人が経験する身体的心理的問題など）を把握するのに役立つ。たとえば，頓用で処方されている鎮痛薬，睡眠薬，下剤などの使用頻度を把握することで，それらの使用に至った要因の根本的な問題を検討するきっかけとなる。また，失禁やせん妄などは，薬剤が原因の可能性があり，それを把握することにも役立つ。

**定義**　　　　**薬剤**：過去3日間に服用したすべての処方薬，非処方薬，市販薬，サプリメント。投与には，経口，皮膚への塗布，点眼，注射，点滴などの方法がある。現在は中止されているが過去3日間に服用した処方薬や，頓用の薬剤も含まれる。また，過去3日間に服用されていなくても，月に1回のビタミン注射など，長期の維持を目的とするものも含まれる。
　　　　　　　注：L1の用語の追加定義については，L1a〜fの個別説明を参照のこと。

**方法**　　　　　施設では，処方箋，医師の指示を確認する。投薬が拒否された場合でも，過去3日間に別の機会に服用されていれば，リストに入力する必要がある。最近中止されたかもしれないが，過去3日間に投与された薬も必ず記録する。過去3日間に投与されたすべての薬を確認し，記録しているかどうか，注意深く確認する。特に，薬剤が変更されている場合，頓用薬がたくさん処方されている場合，または本人が最近施設に入所した場合などは，記録が数ページになることがよくある。過去3日間に投与された薬を見逃さないように，少なくとも2回は記録を再確認する。
　　　　　　　　在宅では，複数の医師によって処方される薬剤について，整理された情報を得ることがより困難な場合があるため，施設と方法は異なる。本人または家族に，本人が現在使用している，もしくは過去3日間に使用したすべての薬剤を出してもらう。お薬手帳を使用して確認してもよい。そうすることで，薬剤の正式名称や正確な服用量と回数を把握できる。アセスメントのために薬を記録している間に，本人と一緒にそれぞれの薬をいつ，どのくらいの頻度で飲んでいるかを確認する。ただし，入手経路（処方箋薬局，ドラッグストア，インターネットなど）にかかわらず，本人が服用したすべての薬（市販薬やサプリメントも含む）についても確認する。
　　　　　　　　なんらかの症状があること（便秘，アレルギー，皮膚の発疹，水虫など）を本人が言っていたら，どんな薬を飲んでいるか尋ねる。また，過去数日間に受診してい

る可能性もあり，その場合は薬剤の変更がなかったか確認する。変更があった場合は，どの薬が追加されたのか，または中止されたのかを確認する。ただし，アセスメント期間中に開始していない薬剤については記録しない。

　過去3日間に使用した（実際に飲み込んだ，吸い込んだ，注射した，皮膚や目などに塗った）すべての薬剤を記録する。また，過去3日間に使用していなくても，定期的な薬剤治療（月に1度のビタミン $B_{12}$ 投与など）も記録する。

　頓用薬は過去3日間に実際に服用したときのみ記録する。

　アセスメント表やコンピュータに情報を記録する際には，見落としがないように，再度確認する。

**記入**　　L1aからL1fまでをよく確認する。各薬剤の記録では，すべての列（L1a，L1bなど）に情報を入力する必要がある。

**L1a. 薬剤名**：本人が過去3日間に服用したすべての処方薬および市販薬の名前を記録する。過去3日間に投与されていない可能性のある，定期的に服用する薬も把握して記録する。過去3日間に服用していない頓用薬や，違法薬物は記録しない。ジェネリック（後発薬），商品名でもかまわない。

**L1b. 1日量**：医師が指示した投与量を，カルテまたは薬剤容器に記載されている通りに記録する。3日間のアセスメント期間中に服用量が変更された場合は，それぞれ別の行に記録する。0.5，5，150，300など。

**L1c. 単位**：cc，mL，mg，gなど。もしくは，点眼での滴，吸入薬の押し，貼付薬の枚など。

**L1d. 経路**：医師の指示や処方箋，または薬剤の容器から各薬剤の投与経路を把握し，以下のコードを使用してL1d欄に記録する。

　　1. 経口（経口，舌下）
　　2. 注射（静脈，皮下注，筋注）
　　3. 外用（坐薬［坐剤，軟膏剤，浣腸など］，点眼，点鼻，外皮［塗布，貼付，スプレーなど］，口腔［含嗽，噴霧］など
　　4. 経管（経鼻，PEGなど），その他

**L1e. 回数**：過去3日間の使用回数を記入する。毎日定時服用の場合，1日当たりの回数（/日）で記入。たとえば，1日朝1回であれば1/日，1日3回毎食後であれば3/日など。同じ薬剤の服用回数が日によって異なる場合，別の行とする。頓用の場合，過去3日間に使用した回数。

**L1f. 頓用**：薬剤が頓用として指示されている場合，「1」と記録する。なお，緊急に使用した薬は頓用薬として記録する。頓用薬が過去3日間に投与されていない場合は，記載しない。

　　0. いいえ
　　1. はい

### 薬剤の記入例

○○年 8 月 14 日～8 月 16 日の使用薬剤

・ラシックス 40 mg　経口　1 日 1 回

・アセトアミノフェン 300 mg 2 錠　疼痛時　3～4 時間ごと　経口投与（過去 3 日間に 3 回投与）

・ビタミン $B_{12}$ 1 mL 月 1 回 筋肉注射（○○年 8 月 8 日に投与）

・イブプロフェン 400 mg 1 日 1 回 経口（○○年 8 月 15 日開始）

・セルシン 300 mg 就寝前 経口（○○年 8 月 15 日開始）

・ニトログリセリンテープ 27 mg 1 日 1 枚（皮膚に貼る）

| a. 薬剤名 | b. 1 日量 | c. 単位 | d. 経路 | e. 回数 | f. 頓用 |
|---|---|---|---|---|---|
| ラシックス | 40 | mg | 1 | 1/日 | 0 |
| アセトアミノフェン | 600 | mg | 1 | 3 | 1 |
| ビタミン $B_{12}$ | 1 | mL | 2 | 1/月 | 0 |
| イブプロフェン | 400 | mg | 1 | 1/日 | 0 |
| セルシン | 300 | mg | 1 | 1/日 | 0 |
| ニトログリセリンテープ | 27 | mg | 3 | 1/日 | 0 |

## L2.　　薬のアレルギー

**目的**　　処方薬または市販薬にアレルギーがあるか把握する。

**定義**　　アレルギーは，ある特定の薬剤やある種の系統の薬剤に対し，重篤な反応が起こった既往があるかによって把握する。

**方法**　　本人に薬剤アレルギーがあるか，またはこれまでになんらかの薬剤に反応したことがあるかを尋ねる。投与経路は問わず，処方薬か市販薬かも問わない。

**記入**　　0. わかっている薬剤アレルギーはない
　　　　　1. ある

# M. 治療とケアプログラム

このセクションは，過去3日間に受けた，または予定されたサービスや治療・処置の種類などについて把握する。また，現在のサービス利用状況を確認することは，アセスメントやケアプランの参考になる。

## M1. 過去3日間（3日未満の場合は前回のアセスメント以降）に受けた，または予定された治療やプログラム

**目的**　過去3日間，または3日未満の場合は入所日あるいはサービス開始以降に利用者に提供された治療や処置の種類，または指示されたが実施されていない治療や処置の種類を確認する。

**定義**

**M1a. 排便コントロール**：便失禁または便秘の評価および治療を目的としたケア。

**M1b. 抗がん剤治療**：あらゆる種類の化学療法。投与経路は問わない。

**M1c. 補完的な非薬物疼痛療法**：瞑想，ヨガ，マッサージ，音楽，鍼灸などが含まれる。

**M1d. 本人または家族との情報交換**：ケアの選択肢，薬の副作用などについて本人や家族と話し合うなど。

**M1e. 経静脈的薬物投与**：あらゆる薬剤や生物製剤（造影剤も含む）を末梢または中心静脈からの注射や点滴によって投与されること。ただし，確保した静脈を維持するための生理食塩水やヘパリンのフラッシュ，薬剤が入っていない点滴は含めない。

**M1f. 栄養相談**：本人の栄養状態についての管理栄養士との相談。

**M1g. 酸素療法**：マスク，カニューレなどによる持続的または断続的な酸素投与。

**M1h. 鎮静**：他の方法で痛みを和らげることができない場合の鎮静による難治性の痛みの症状の管理。死期が近い人の鎮静は適切な緩和ケアである。

**M1i. 疼痛自己調整法（PCAポンプ）**：コンピュータ制御されたポンプを介して鎮痛薬（静脈内，皮下，または硬膜外）を自己投与する。

**M1j. 放射線療法**：放射線治療や放射性線源の埋め込みを含む。

**M1k. 吸引**：口腔咽頭，鼻咽頭，または気管吸引を含む。

**M1l. 気管切開口のケア**：切開部と周辺皮膚の清拭を含む。

**M1m. 体位変換／姿勢保持**：臥床中に体の向きを定期的に変えること。新たな向きになったときには，頭部・胴・四肢の位置が，痛みが少なく，機能を亢進し，骨の突出部への圧迫が最小限になるようにする。

**M1n. 人工呼吸器**：自発呼吸ができない，またはできなくなる可能性のある人に十分な呼吸を確保するように作られた機器。手動式や機械式の人工呼吸器をすべて含む。過去3日間に離脱した人も含まれる。

**M1o. 創のケア**：ガーゼ交換（乾燥ガーゼ，生理食塩水などで浸したドレッシング，透明フィルム，ハイドロジェルドレッシング，ハイドロコロイドやハイドロアクティブ微粒子など），傷口の洗浄，皮膚の状態を治療するための

　　　　　　　　　　軟膏や外用剤の塗布（ステロイド，抗真菌薬，化学療法の薬剤など），傷口
　　　　　　　　　　から異物や壊死組織を除去するデブリードマン（化学的または外科的），抜
　　　　　　　　　　糸を含む。

**M1p. 聖職者によるケア**：宗教的または精神的なカウンセリング，宗教的・精神的な実践，儀式，祈り，または瞑想に参加するための提供や手配，地域の信仰の指導者の訪問の手配，宗教的・精神的な作品に関する読み物の提供など。

**M1q. その他のケア**：上記以外のケア。

**方法**　　　　　利用者が受けている，または受ける予定の治療やケアプログラムを確認する。必要に応じて記録を確認し，利用者や家族に尋ねる。

**記入**　　　　　0. 計画も，実施もされなかった
　　　　　　　　　1. 計画されたが，実施されなかった
　　　　　　　　　2. 過去3日のうち1～2日実施した
　　　　　　　　　3. 過去3日間の毎日実施した
　　　　　　　　　8. 治療やケアの拒絶

---

**事例：治療とケアプログラムの記入例**

**Bさん**

　Bさんは，毎日の排便習慣がある。過去3日間に2回，自宅で腹部マッサージを受けている。Bさんは胃ろうを使用している。

　M1a（排便コントロール）は「3」，M1c（補完的な非薬物疼痛療法）は「2」，他のすべてのM1項目は「0」と記入する。

**Dさん**

　Dさんは2日前に放射線治療を終えた。彼女は尾骨の赤くなった部分と踵の開いた部分に対して傷の治療を受けている。入院時から体圧分散マットレスを使用しており，2時間ごとに体位を変えている。スタッフはDさんが2日ごとにマッサージを受けられるように手配したが，これは明後日開始される予定である。

　M1c（補完的な非薬物疼痛療法）は「1」，M1k（放射線療法）は「2」，M1m（体位変換／姿勢保持）は「3」，他のすべてのM1項目は「0」と記入する。

---

## M2. 　　　現在利用中のケアやサービス

**目的**　　　　　現在利用中のケアやサービスを把握する。

**定義**　　　　　介護保険以外のサービス（医療保険，支援費等）も含む。家族らのケアはここには含めない。

**M2a. 訪問介護**

**M2b. 訪問入浴介護**

M3c．訪問看護

M4d．訪問リハビリテーション

M4e．訪問薬剤管理指導

M2f．訪問栄養食事指導

M2g．訪問歯科診療

M2h．訪問診療

M4i．通所介護（デイサービス）

M4j．通所リハビリテーション（デイケア）

M4k．短期入所生活介護，短期入所療養介護（ショートステイ）

M4l．介護小規模多機能居宅介護

M4m．看護小規模多機能介護

M4n．定期巡回・随時対応型訪問介護看護

M4o．その他（　　　）

**方法**　　在宅では，本人やケアスタッフ（複数可）に，ケアの提供元（事業所など），利用の有無を尋ねる。可能であれば，ケアやサービス内容について提供元に確認する。利用者が記している日誌などを参照し，ケアやサービスの記録があればそれらを確認する。

施設では，本人，ケアスタッフ，記録から情報を得ることができる。

**記入**　　入手可能な情報に基づいて，適切に記録する。同じサービスを2回記録してはいけない。

0．利用なし

1．利用あり

## M3.　　病院・救急外来の利用

**目的**　　過去90日間（90日未満の場合は前回アセスメント以降）に，(a) 急性期病院での入院の回数と，(b) 救急外来（入院を含まない）を受診した回数を把握する。

**定義**　　M3a．**急性期病院での入院**：入院患者として入院し，1泊以上滞在した。日帰り手術や外来対応は含まれない。

M3b．**救急外来（入院に至ったものは含まない）**：理由を問わず，救急への訪問。入院を伴う救急外来の受診は含まない。

**方法**　　利用者や家族に尋ねる。記録を確認する。

**記入**　　過去90日以内（90日未満の場合は前回アセスメント以降）の実際の回数を記録する。

# N.　意思決定権と事前指示

注：N1〜N3の包括的な記入例は，このセクションの最後にある。

## N1.　　　意思決定権

**目的**　　自分の財産や医療サービスの決定に関して責任があるか，裁判所に申し立てた意思決定の代理人がいるか把握する。なお，日本では法廷後見人が存在しても，延命治療について決定権があるかどうかは不明確である。また，事前指示についても法制化されていない。したがって，本人や家族の意思を確認することは重要である。

**定義**　　**N1a．医療に関する本人の希望がある**：医療に関する本人の希望を明記した文書，たとえば，リビング・ウィルや尊厳死宣言公正証書，エンディングノートなどがある。ただし，日本では法的効力はない。

　　　　　**N1b．法定後見人等がいる**：精神上の障害（認知症，知的障害，精神障害など）により判断能力の不十分な人を代理し，本人の利益を考えながら契約などの法律行為を行ったり，本人が自分で法律行為をするときに同意を与えたり，本人が同意を得ないで行った不利益な法律行為を後から取り消したりすることによって，本人を保護・支援する。法廷後見人制度は本人の判断能力の程度などに応じて，「補助」「保佐」「後見」に分かれる。法廷後見制度を利用するには，本人の住所地の家庭裁判所に後見開始の審判などを申し立てる。

　　　　　**N1c．任意後見制度を利用している**：この制度は，本人が十分な判断能力があるうちに，将来，判断能力が不十分な状態になった場合に備えて，あらかじめ自らが選んだ代理人（任意後見人）に，自分の生活，療養看護や財産管理に関する事務について代理権を与える契約（任意後見契約）を公証人の作成する公正証書で結んでおくというもの。

　　　　　**N1d．代理決定について家族内で合意がある**：利用者が病状などにより意思決定できなくなった場合，家族が代理決定することについて家族内で確認できている。

**方法**　　利用者と家族に尋ねる。記録を確認する。利用者の状態により，いろいろな選択肢があり得る。たとえば，中等度の認知症患者は，ある部分の判断をできる能力はあるかもしれないが，それ以外は家族が判断する必要があるかもしれない。あるいは，法的行為のみ他者に代理権を与えていることもある。本人がこれらの問題について話し合うことができない場合，話し合う意思がない場合，あるいはアセスメントのタイミングが適切でない場合には，「8」を記録する。

**記入**　　0. いいえ
　　　　　1. はい
　　　　　8. 不明／判断できない

**N1e．代理決定する家族の続柄（N1d が「1．はい」の場合）**

注：N1d「代理決定について家族内で合意がある」が「1．はい」の場合のみ記入する。N1d が「0．いいえ」もしくは「8．不明／判断できない」の場合，この項目を飛ばして N2 に進む。

**方法** 利用者と家族に尋ねるか，記録を確認する。本人との続柄を記入する（1 人とは限らない）。

**記入**
1. 子
2. 義理の子
3. 配偶者／パートナー
4. 親
5. 兄弟姉妹
6. その他（　　　）

## N2. 事前指示

**目的** 利用者の状態によりコミュニケーションができなくなったときに，どのようにケアが提供されるべきかについて意思確認ができるものを利用者が用意しているかどうか把握する。事前指示がない場合には，ケアスタッフが利用者や家族と本人の希望について話し合う機会となる。利用者が現在述べていることと過去の希望との間に違いがある場合や，利用者本人の希望が確認できない場合でも，家族などが本人の意思を推定できる場合には，その推定意思を尊重する。いずれにしても，利用者本人や家族とケアスタッフで繰り返し話し合うことが重要である。

**定義** **N2a．蘇生術**：心肺停止時に行う，呼吸・循環機能を回復するための心肺蘇生術（心臓マッサージ）

**N2b．延命のための治療**：心肺停止時の，気管挿管や強心剤投与，輸血など

**N2c．延命効果を伴った入院や治療**：苦痛の緩和のためではなく，少しでも長く生きるための治療やケア。たとえば，積極的な治療のための CT 検査や抗がん剤の使用など。入院や外来受診も含む。

**N2d．救急搬送**：心肺停止時。転倒による外傷などは含まない。

**N2e．経鼻経管栄養**：経口で栄養が取れなくなったとき

**N2f．胃ろう造設**：経口で栄養が取れなくなったとき

**N2g．TPN/IVH（中心静脈栄養）**：経口で栄養が取れなくなったとき

**N2h．（水分補給のための）点滴**：経口で栄養・水分が取れなくなったときの，水分補給のための点滴（静脈，皮下など）

**方法** 利用者か家族に事前指示があるか尋ねる。また，利用者本人の意思の確認が難しい場合には，「ご本人のこれまでの生活状態や普段の活動から，ご本人はどのような気持ちであるかを考えていただけますか」という聞き方で尋ね，推定意思として記

録する。

| 記入 | 0. 希望しない（拒否する） |
| | 1. 希望する |
| | 8. 決められない，判断できない |

## N3.　本人の希望

**目的**　利用者本人の希望する死亡場所を把握する。

**定義**　**N3a. 自宅での死**：利用者が自宅での死を希望すること。家族，友人，またはスタッフに意思表示している。

**N3b. 現在生活している場での死**：現在の生活の場（たとえば，施設，ホスピス，家族の家，自分の家）で死にたいと思っている。

**N3c. 今すぐにでも死にたい**：家族，友人，スタッフに意思表示している。

**記入**　0. 希望しない
　　　　1. 希望する
　　　　8. 決められない，判断できない

---

### 事例：意思決定権・事前指示・本人の希望の記入例

**Aさん**

　長女によると，認知症になる前のAさんは「子どもたちに迷惑をかけるくらいなら，死んだ方がまし」とよく口にしていたが，現在は重度のアルツハイマー型認知症のため，現在の本人の希望などを確認できない。子どもたちは相談のうえ，蘇生術や緊急時の入院，胃ろうをはじめとする人工的な栄養摂取を希望しないという代理決定をしている。また，入所している特別養護老人ホームでの看取りを望んでいる。

　N1a〜N1cは「0」，N1d（代理決定について家族内で合意がある）を「1」，N1e（代理決定する家族の続柄）は「1」，N2a〜hは「0」，と記入する。また，N3a〜cは「8」と記入する。

**Bさん**

　Bさんは，夫の助けを借りながらも，自分の身の回りのことや金銭的なことを決めることができている。身体的な症状について話しているときに，Bさんと夫は，彼女がリビング・ウィルに複数の事前指示を記載していることを明らかにし，その詳細をケアマネジャーと確認した。蘇生は望まないが，肺炎や深部静脈血栓症などの合併症を治療するために，快適な生活を送るための医療介入を希望している。そのためには救急車での搬送や病院での入院が必要になることを理解している。家族は，彼女が自宅の庭を眺めながら死を迎えたいと考えていることを知っている。Bさんは，栄養補給（胃ろう）と人工呼吸療法（BiPAP）は症状緩和のためだけに行うことを決めている。家族は，Bさんが呼吸不全に陥り苦痛を感じている場合は，鎮静薬で苦痛を和らげることを知っている。医師は，鎮静薬を投与しても死期を早めることはないと言っていたので，彼女はそれを受け入れている。

N1a（医療に関する本人の希望がある）は「1」，N1b（法定後見人等）は「0」，N1c（任意後見）は「0」，N1d（代理決定について家族内で合意がある）は「0」，N2a（蘇生術）は「0」，その他のN2項目は「1」と記入する。また，N3a（自宅での死）は「1」，N3b（現在生活している場での死）は「1」，N3c（今すぐにでも死にたい）は「8」と記入する。

## Dさん

Dさんは，自分の金銭面に責任をもち，個人的なケアについても自分で決定している。彼女はリビング・ウィルなどの文書を持っていない。病棟に入院した翌日，医師は事前指示について彼女に話した。彼女は，「まだこれを受け入れる準備ができていない」と言い，今の時点では可能な限りのことをしたいと考えていた。しかし，万が一呼吸が止まったり，心臓が止まったりしても，蘇生はしたくないと言っている。また，医師に対しては，「いざとなったら，家にはいたくない」と言っていた。なぜなら，自分が苦しむ姿を見せることは，子どもたちにもDさん自身にもつらいことであり，子どもたちがDさんと一緒に過ごすことができなくなると思うからである。

すべてのN1項目は「0」，N2a（蘇生術）は「0」，その他のN2項目は「8」と記入する。また，N3a（自宅での死）は「0」，N3b（現在生活している場での死）は「1」，N3c（今すぐにでも死にたい）は「0」と記入する。

# O. 支援状況

このセクションではインフォーマルな支援体制を評価する。インフォーマルな援助者が支援を続けられない可能性や潜在的な問題を把握することが重要である。インフォーマルな援助者（家族や友人，近所の人など）がその役割を効果的に果たせるように支援する介入は，利用者自身の身体的，感情的，心理的な幸福につながる。

## O1.　　　　他者と関わる時間

**目的**　　　過去 24 時間に家族または友人が利用者と過ごした時間を記録する。

**定義**　　　**利用者と過ごした時間**：家族，友人，近所の人が，その間に行われた活動（たとえば，ケアの提供，本の読み聞かせ，本人と一緒に静かに座るなど）に関係なく，利用者と過ごした累積時間数。

**方法**　　　利用者，家族，ケアスタッフに，過去 24 時間に家族や友人などが本人と一緒にいた時間を推定するよう尋ねる。累積時間を計算する際は，一緒にいたすべての状況を含むが，正確な時間でなくてもよい。

**記入**　　　0.　接触なし
　　　　　　1.　1 時間未満
　　　　　　2.　1〜4 時間
　　　　　　3.　4 時間以上

## O2.　　　　インフォーマルな援助者

**目的**　　　インフォーマルな支援体制を評価する。これは，介護サービス事業者との間にあるフォーマルな関係とは異なる。

**定義**　　　**主**：主なインフォーマルな援助者であり，家族，友人，近所の人などが該当するが，介護事業所や家事代行業者などは含まれない。同居している必要はないが，定期的に訪問し，利用者のニーズに応える必要がある。利用者が最も助けになる（頼りになる）と考えている人が対象となる。
　　　　　　**副**：インフォーマルな援助者（主）に続く，インフォーマルな援助者。必要なときに助けてくれたり，相談相手として頼りにしている人が対象となる。

**方法**　　　利用者に，最も重要なインフォーマルな援助者を 2 人挙げてもらう。その際，以下のような具体的な質問をする。「誰が買い物を手伝ってくれますか？」「家の中の掃除をしてくれるのは誰ですか？」「食べたり，お風呂に入ったり，着替えを手伝ってくれるのは誰ですか？」「請求書の支払いは誰がやってくれますか？」「車で出かけるとき，誰が運転してくれますか？」など。もし，利用者に現在インフォー

マルな援助者がいない場合は，必要に応じて助けてくれる人がいるかどうかを尋ねる。質問を理解できない，質問に答えられない，曖昧な回答や事実と異なる回答をする場合（たとえば，すでに亡くなっている夫のことを言うなど）は，文書を確認するか，インフォーマルな援助者がいればその人に尋ねる。

実際は利用者の生活を支えているが，本人からは援助者とは認識されていないこともあるので注意する。たとえば，娘や妻が支援するのは当然だと思っている場合である。したがって，ただ単に「援助者」という言葉を使うのではなく，誰が実際に手伝い，生活を支えてくれているのかを利用者に尋ねることが重要である。

## O2a. 本人との関係

**定義**　法律や社会規範によって定められた関係だけではなく，利用者との関係の質も考慮する。たとえば，婚姻関係のないパートナーがいて，その関係は事実婚だと思われる（本人もそう考えている）が，法的には認められていない場合，「3」と記録する。

**方法**　利用者とその当人に関係を尋ねる。彼らが言う関係の意義を確認する。

**記入**　両方の欄（主と副）に，関係を最もよく表す選択肢を記録する。インフォーマルな援助者が1人しかいない場合，副の欄に「9」を記録する。

1. 子，義理の子
2. 配偶者
3. パートナー
4. 親／後見人
5. 兄弟姉妹
6. その他の親戚
7. 友人
8. 近所の人
9. いない

## O2b. 同居

**目的**　利用者とインフォーマルな援助者における同居期間を把握する。

**定義**　利用者とインフォーマルな援助者が同じ空間（家，アパート）を共有している場合，同居という。隣接するアパート・マンション・家での生活は含まれない。

**記入**
0. いいえ
1. 6カ月未満
2. 6カ月以上
8. いない

## O2c. 日常的／ほぼ日常的に本人と連絡をとっている

| 定義 | 直接でも，電話や電子メール・SNS でもよい。 |
|---|---|

**記入**　利用者と援助者の間で最も頻繁に行われた連絡について記録する。

- 0. **いいえ**
- 1. **はい，電話／電子メール・SNS で**：通常の連絡が対面ではない場合。
- 2. **はい，直接会った**
- 8. **援助者はいない**

## 過去 3 日間のインフォーマルな援助分野

### O2d. IADL の援助

**定義**　食事の支度，家事，金銭や薬の管理，電話の利用，買い物，外出などの活動を含む。

**方法**　利用者およびインフォーマルな援助者（いる場合）に，食事の支度，家事，金銭や薬の管理，電話の利用，買い物，外出について過去 3 日間援助があったかどうかを尋ねる。援助は，少し手伝う程度から，買い物や家事のすべてを引き受けることまで含まれる。

**記入**
- 0. **いいえ**
- 1. **はい**
- 8. **いない**

### O2e. ADL の援助

**定義**　ベッド上での可動，移乗，歩行，着替え，トイレの使用，個人衛生，入浴などの活動を含む。

**方法**　利用者とインフォーマルな援助者（いる場合）に，ベッド上での可動，移乗，歩行，着替え，トイレの使用，個人衛生，入浴などの ADL でサポートを受けているかを尋ねる。援助は，「念のためそこにいた」（安心や安全のため）ことから，すべての ADL を担う援助まで含まれる。

**記入**
- 0. **いいえ**
- 1. **はい**
- 8. **いない**

---

### 事例：インフォーマルな援助者の記入例

**B さん**

　B さんは，最も助けてくれる人として，夫と娘を挙げた。娘は毎日来るわけではないが，少なくとも 1 日 3 回は電話で B さんの様子を確認している。夫は IADL と ADL の両方のケアを日常的に行っている。娘はたまに両方を手伝うが，この 1 週間は娘の子ども 2 人が病気だったので，できなかった。

| 項目 | 主 | 副 |
|---|---|---|
| O2 a　（本人との関係） | 2 | 1 |
| O2 b　（同居） | 2 | 0 |
| O2 c　（日常的／ほぼ日常的に本人と連絡を取っている） | 2 | 1 |
| O2 d　（IADL の援助） | 1 | 0 |
| O2 e　（ADL の援助） | 1 | 0 |

## O3.　過去 3 日間のインフォーマルな援助量

**目的**　過去 3 日間に，インフォーマルな援助者が利用者の IADL や ADL の援助に費やした援助量（時間）を記録する。様子を見に来るなどの積極的な見守りを含む。

**定義**　家族，友人，近所の人などが利用者に対して提供したすべての援助。施設のケアスタッフは含まない。
**IADL**：食事の支度，家事，金銭管理など
**ADL**：ベッド上での可動，着替え，トイレの使用など
**見守り**：家族，友人，近所の人が，利用者の安全性や快適性を確保する目的で，見守り，確認，観察している時間を含む。

**方法**　ケアの時間について利用者に尋ねる。利用者が認知症などの理由で回答できない場合は，インフォーマルな援助者に尋ねる。

**記入**　過去 3 日間に家族，友人，近所の人から受けた援助の合計（時間）を記録する。
　たとえば，家族，友人，近所の人が毎日あわせて 120 分（2 時間）の援助をした場合，過去 3 日間に受けた援助の合計時間は 6 時間となる。複数の人が同時に，または異なる時間に援助をした場合，それぞれの個人の時間を集計する。たとえば，家族 2 人が一緒に 1 時間かけて本人のために家事をした場合，2 時間となる。分単位は四捨五入する。たとえば，12 時間 30 分は 13 時間とする。過去 3 日間にインフォーマルな援助を受けていない場合は，「0」と記録する。時間単位が一桁または二桁の場合は，先頭のゼロを最初の枠または 2 番目の枠に記入する。

---

### 事例：過去 3 日間のインフォーマルな援助量の記入例

B さん

　この 3 日間，家族や近所の人たちが B さんを手伝った時間を尋ねたところ，夫は毎朝約 2 時間かけて身支度を手伝い，夕方にはさらに 4 時間かけて洗濯や家事などをして，B さんを寝かしつけていたと答えた。さらに毎晩 1 時間半ほど，B さんを寝かしつけて慰めていたという。また，毎日 1 時間半をかけて，薬の服用や経管栄養の確認をしていた。午前と午後に 1 時間ずつ訪問した近所の人は，必要に応じて 10 分ほど介助したが（ベッドの体勢を整えたり，トイレに行ったりなど），ほとんどの時間は本を読んであげていた。

　過去3日間にBさんが夫からADLまたはIADLの介護を受けた時間は，1日9時間半×3日＝28時間半と推定される。近所の人からの援助は，1日あたり約20分×3日＝1時間となる。合計29時間半となるため，O3は「030」と記入する。

### Dさん

　DさんはこのこＤさん

　Dさんはこの3日間，病院に入院している。看護師が彼女のADLニーズに対応しており，彼女はIADLの援助を必要としていない。O3は「0」と記入する。

## O4.　インフォーマルな援助者の状況

**目的**　インフォーマルな支援体制の余力を評価する。

**定義**　**O4a．家族との強固で協力的な関係**：利用者と家族は協力的な関係である。利用者は家族を頼ることができ，家族は利用者の身体的ケア，家事，金銭管理，医療上の意思決定に積極的に関与している。1人または複数の家族が，利用者と定期的に連絡を取り合い，慰めや助言などの相談相手になる。

　　　**O4b．インフォーマルな援助者（たち）はこれ以上ケアを続けられない**：たとえば，インフォーマルな援助者の健康上の理由で継続が難しいなど。援助者，利用者，またはアセスメント担当者は，これ以上インフォーマルな支援は続けられないと考えている。これには，援助者に継続する意欲がない，地理的に遠くて来られない，育児や仕事など他にやるべきことがある，個人的な健康問題があるなど，あらゆる理由が考えられる。

　　　**O4c．主なインフォーマルな援助者は苦悩，怒り，うつを表現する**：主なインフォーマルな援助者が，介護のために苦悩，怒り，うつ，または葛藤を感じていることを，なんらかの手段で表現している。

　　　**O4d．家族や親しい友人は利用者の病気によって憔悴している**：家族や親しい友人が，本人の病気と向き合うのに悩んでいると示す。彼らは，憔悴している，打ちのめされている，あるいはストレスを感じていると感情を口に出すこともある。

**方法**　インフォーマルな援助者と利用者のそれぞれに別々に，援助者がケアを続けていけるか尋ねる。その際，現在のケアニーズと予想される将来のニーズの両方を考える必要がある。援助者は続けたいと思っており，できるかもしれないが，本人は自分が負担になっていることを心配して，「援助者はもう続けられない」と言うかもしれない。アセスメント担当者はこれらの情報を考慮し，総合的に判断する。また，デリケートな問題なので，慎重に扱う必要があり，話をよく聞くようにする。

**記入**　0.　いいえ
　　　　1.　はい
　　　注：インフォーマルな援助者がいない場合は，すべての項目に「0」を記録する。

---

**事例：インフォーマルな援助者の状況の記入例**

Bさん

　Bさんは，夫はとても協力的だが，仕事で忙しいと言っている。夫は仕事でBさんと一緒にいられないことに大きな罪悪感をもっており，一日中何度も電話をかけてくる。最近では，夫がBさんを持ち上げようとして肩を痛めてしまい，彼女は自分が重荷になっているのではないかと心配している。

　ヘルパーらの報告によると，夫はストレスと疲労を感じており，ケアに必要なすべてのことを続けることができないと思うので，もっと手助けが必要だと話している。夫は夜中に起きなければならないことに耐えられず，ヘルパーが日中にもっと長い時間来てくれないかと思っている。Bさんと娘の関係は良好であるという。娘はできる限りの手伝いをしてくれるが，自分の家族のことで精一杯である。Bさんは孫との時間を楽しんでいるが，とても活発なため，一緒に過ごすと疲れてしまう。

　O4a〜dすべてに「1」を記入する。

---

## O5.　　好む活動

**目的**　　利用者が（1人で，あるいは他の人と一緒に）どの活動に参加したいか，過去3日間にどの程度関与したかを把握する。利用者にとって現在参加できるか否か，あるいは現在の参加の有無に限らず選択する。

**定義**　　**O5a．友人などとの面会**：友人などとの個人的な面会。利用者が会いたいと思う特定の友人を把握することも含まれる。

　　　　　**O5b．電話／電子メール・SNSによる連絡**：電話の発着信，電子メール・SNSの送受信。すべての電話などの連絡を拒否することや，利用者が連絡を取りたい特定の友人や家族を把握することも含まれる。

　　　　　**O5c．人生について語り合う，思い出す**：人生の出来事について話したり，（家族や友人，精神的な助言者と）思い返したりすること。

　　　　　**O5d．1人でいたい**：ずっと1人でいることを希望している（たとえば，1日1時間，ほとんどの時間）。

　　　　　**O5e．レクリエーション**：手芸，読書，ビデオ鑑賞，ゲームなど。

**方法**　　活動への参加について利用者に尋ねる。現在の活動状況に満足しているかどうかを尋ね，満足していない場合は，その活動を増やすべきか減らすべきかを尋ねる。

**記入**　　0．したくない
　　　　　1．現在の活動状況で続ける
　　　　　2．続けない，減らす
　　　　　3．追加する，増やす

**事例：好む活動の記入例**

### Bさん

　Bさんは，リストアップされた活動に変更を加えるかどうか尋ねると，孫のために財産を残す作業を手伝ってくれる人が欲しいと答えた。夫が協力してくれることはわかっているが，夫はストレスがたまっていて時間が取れないので，早くやらなければならないという焦りがあるという。夫が日中にBさんの様子を確認するために彼女に何度も電話をするが，彼女に電話をしないように誰かに説得してもらいたいと思っている。Bさんは友人からの連絡が頻繁になることを望んでいない。今は，1人でいることと他者と一緒にいることのバランスがとれている。

| 項目 | 記入例 |
|---|---|
| O5a（友人などとの面会） | 1 |
| O5b（電話／メール・SNSでの連絡） | 2 |
| O5c（人生について語り合う，思い出す） | 3 |
| O5d（一人でいたい） | 1 |
| O5e（レクリエーション） | 0 |

### Dさん

　Dさんは，子どもや友達との面会や電話を楽しんでいる。尋ねてみると，その時間の長さに満足しているとのこと。彼女は回想法やレクリエーションに関わることには興味がない。

　O5a（友人などとの面会）は「1」，O5b（電話／メール・SNSでの連絡）は「1」，他のすべてのO5項目は「0」と記入する。

# P. 終了

## P1. 　　終了日（終了時のみ）

記入　　　　サービスが終了した実際の日付を入力する。

## P2. 　　終了時の状況

目的　　　　サービスを終了した後の，その人の生活形態を記録する。最も可能性の高い終了は「死亡」である。

P2a. サービス終了の理由

記入　　　　　1. 死亡
　　　　　　　2. 死亡以外（退院，退所など）
　　　　　　　3. その他（　　　　　　　）

P2b. 死亡場所または今後の居住場所

記入
1. **自宅／家族の家**：一戸建て，集合住宅（マンション・アパート）など。
2. **サービス付き高齢者住宅**：介護保険の特定施設の指定を受けていることもある。バリアフリー化され，共有のスペースがあるのが普通である。
3. **老人ホーム**：介護付きの有無にかかわらずバリアフリー化され，共有のスペースがある高齢者向け施設。養護・軽費・有料老人ホーム。特別養護老人ホームを除く。
4. 認知症対応型共同生活介護（グループホーム）
5. 介護老人福祉施設（特別養護老人ホーム）
6. 介護老人保健施設
7. 介護療養型老人保健施設
8. 介護医療院
9. 短期入所生活介護・短期入所療養介護（ショートステイ）
10. 精神科病院／病棟
11. 緩和ケア病院／病棟
12. 医療療養型病院／病棟
13. 上記（10〜12）以外の場
14. 障害者支援施設
15. 障害者共同生活援助（障害者グループホーム）
16. **その他**：上記に含まれない。

# Q. アセスメント情報

目的　　　　アセスメント担当者の名前と，アセスメントが完了した日付を記録する。

記入　　　　アセスメント担当者は，Q1 に自分の名前を署名し，Q2 にアセスメントが完了した日付を記録する。Q2 の日付は，アセスメント基準日（A12）とは異なる可能性があることに注意する。

# 第 3 章

# CAP（ケア指針）

## CAP の使い方

### 緩和ケアの概要

インターライ方式は，医療・福祉現場における包括的なケアプラン作成への情報提供と指針として，使いやすく信頼性の高い，利用者中心のアセスメントシステムである。インターライのCAP（ケア指針）の役割は，本人のニーズ，強み，選択や変化の可能性を評価することによって本人の機能とQOLに着目することである。CAPは現場を想定して作成されており，単に科学的・医学的知識の再掲載を目的とはしていない。また，多くのCAPは，最善のガイドラインが存在しない分野での大きなギャップを埋めるものであり，それ以外のCAPは，国際的な実践ガイドラインとは異なるところを明らかにすることを目的としている。

「インターライ方式 看取りケアのためのアセスメントとケアプラン」は，介護者に情報を提供し，看取り期を迎えた利用者の包括的なケアプランを導く。本書のCAPは，看取り期に入った人が経験する最も一般的な状態をいくつか検討しているが，そのような状態すべてに対応しているわけではない。特に，このアセスメントで特定された問題以外の困難な状況（問題）がある場合は，適切な専門家の助言を求める必要がある。CAPはどのような場面でも，ケアやサービスに対する利用者の反応を評価する。

CAPは，諸外国の文献のシステマティックレビューと，看取り期に入った利用者に影響を与えるさまざまな問題に対する最良の実践ガイドラインの専門知識からまとめられている。本書のアセスメント表は，臨床的な関心，機能，健康，社会的支援，サービス利用，QOLなど，その人の生活の多くの主要な側面について調査する。アセスメント項目の一部は，CAPで取り上げられる看取りが近づいた利用者のためのケアに関する問題領域ごとに，ケアとサポートを必要とする可能性のある利用者を特定するために選択されている。

各CAPは，問題領域の難易度やケアプログラムが実施された場合の成功率ごとに利用者をグループ化し，トリガーとして機能する項目をまとめている。これにより，各問題領域でその人のQOLに影響を与えそうな問題に優先順位をつけることができる。同時に，看取り期にある人は，ケアが必要な不快な症状をいくつも抱えている可能性があり，そのうちのいくつかがCAPによって明らかになる。さらに，ある症状の重さと他の症状の重さが異なる場合もある。どのように治療を進めるかは，症状の重さ，全体的な状態，本人や家族のケアに対する希望に基づいて決定される。たとえば，ある人にとっては痛みが障害になるかもしれないが，同じ病気でも別の人にとっては息切れが続くことがより大きな問題になることもある。それぞれの症状の重さ，それを引き起こすもの，それを和らげる

ために用いられたもの，そしてそのケアがどの程度成功したかを把握する必要がある。ほとんどの場合，適切なケアを提供できるように，各症状を個別に評価する必要がある。ケアの目標は，CAPごとに異なり，問題解決の可能性，悪化の危険性の軽減，改善の可能性の向上，あるいは単に利用者をできる限り最良の状態に維持することなどが含まれる。

それぞれのCAPには，根本となっている問題を考え，ケアプランを導くためのガイドラインが含まれている。これらは，可能な限り，現在のエビデンスに基づいた効果的な実践であることが証明されている方法に焦点をあてている。すべてのCAPの作成過程では，インターライ方式によるアセスメントの使用データに基づく研究，国際的なガイドラインとの協力，インターライの委員会を通じた専門家のフィードバックが考慮されている。

緩和ケア提供者の目標は，CAPガイドラインの情報によって検討し，最終的に対応可能なケアプランを作成することである。可能な限り，利用者とその家族の希望を優先し，利用者中心のケアプランを作成するべきである。

## 協働的意思決定（Collaborative Decision Making）

意思決定は，本人のQOLと自立性を可能な限り高めることを目的として，利用者の視点を取り入れ，協働的に実施する。CAPは，ケアプランにおいて注意を要すると思われる分野を特定するが，CAPへの対応の内容やタイミングは，可能な限り利用者の優先順位を考慮する。また，利用者にとって重要な問題であるにもかかわらず，CAPが効果を発揮しないこともある。そのような場合，ケアスタッフは，問題を明らかにするために，利用者に協力してもらう必要がある。

## サポートネットワークへの参加

CAPのプロセスにおいて，利用者の同意を得て，利用者に関わるすべての人が連携するべきである。社会的な関係は，利用者の状態によって影響を与えることがあるため，利用者，家族，ケアスタッフや地域社会の協力が必要であると認識する。そのため，CAPは利用者の個人的な特性だけを考慮するのではなく，サポートネットワークの潜在的な課題に対処するものである。

## 利用者の健康状態に合わせた対応

症状の重さは，CAPの優先順位や，どのような計画を実行して利用者をサポートするかに影響する。たとえば，死期が近い人の場合，快適さと安全が優先される。

### CAPの構成要素
各CAPには，以下の主要な構成要素が含まれている。
● 問題：CAPの領域が緩和ケアサービスのアプローチの一環として検討することが重要な理由の説明。
● 全体のケア目標：ケアプランの具体的な目標はCAPごとに異なるが，問題解決の可能性，悪化の危険性の軽減，改善の可能性の向上，または本人をできる限り最良の状態に維持することが含まれる。

- **トリガー**：CAP トリガーと呼ばれる，いくつかのアセスメント項目の組み合わせは，アセスメント表で収集した情報を CAP で検討する問題につなげる役割を担う。CAP 選定表は本書に掲載されている（➡ p.24）。
- **ガイドライン**：各 CAP には，根本となっている問題を考え，ケアプランを作成するためのケアガイドラインが含まれている。
- **参考資料**：CAP で検討する問題について，より詳細な情報を得るための参考資料である。

## CAP ガイドラインの国際的・文化的な適用性

CAP の目的は，すべての国の緩和ケアの現場でケアプランを作成するために，エビデンスを提供することである。しかし，文化的，法的，社会経済的，その他の要因により，現場で推奨事項の使用が制限される場合がある。CAP をすべての国で適用できるように努めているが，本書で使用されている用語の一部は，国によっては従来の用法とは異なる場合がある。そのため，CAP に記載されている概念や推奨事項の一部を，使用する国や文化に合わせて変更する必要がある。

（訳注：CAP 内では，原文の palliative care に対応する訳である「緩和ケア」を使用した）

# CAP 1　せん妄

## 問題

　せん妄CAPは，看取り期に近づき，緩和ケアを受けている利用者へのケアを説明している。こうした状況でのせん妄は，末期の疾患や必要な薬剤によって引き起こされる場合が多い。しかし，感染症，脱水，聴力や視力の低下，痛みなど，他の複数の条件によってせん妄が現れる場合もある。

　せん妄は，より急速な機能低下，転倒，褥瘡の発生など，さまざまな問題を引き起こす可能性があるため，早期に発見することが望まれる。普段から利用者と接しているケアスタッフや家族は，ケアプランを立てる際に，せん妄を察知し，アセスメントし，医師と協力してケアを進めるうえで重要な存在である。しかし，特に看取り期においては，せん妄の状態を元に戻すことは不可能かもしれないことを理解しておく必要がある。

　せん妄は正常な老化の過程ではないが，高齢者は特に発症しやすい。認知症とは異なり，せん妄は通常，数時間から数日のうちに急速に発症する。しかし，初期の認知症の症状によって悪化することがある。典型的な症状としては，注意力のなさ，行動や認知機能の変化，落ち着きのなさ，意味のない会話，また，実在しないものを見る・感じる（幻覚），固定した虚偽の信念を持つ（妄想）といった知覚の変化などがある。

　せん妄治療の鍵は，状態を正確に把握し，原因を特定し，適切なケアと治療を開始するかにかかっている。感染症，脱水，痛みやうつなどの医学的な問題や，新しい薬剤を考慮する必要がある。また，本人が使っている眼鏡や補聴器があるかどうかも確認する必要がある。せん妄には多くの要因があるため，ある原因に対してケアが実施されても続く場合は，別の要因の有無を再確認する必要がある。

---

**全体のケア目標**
- せん妄の根本的な原因を明らかにし，適切な治療につなげる
- せん妄の症状や，せん妄に関連する行動の問題（チューブを引っ張るなど）を観察し，ケアする
- 転倒や怪我，脱水，向精神薬の不適切な使用など，二次的な問題の発生を防ぐ
- 快適さとQOLを最大にする。

---

## トリガー

　このCAPは，せん妄のある人をトリガーする。

◎**トリガーされる人**：以下の1つ以上に当てはまる。
- ■注意がそらされやすい（F4a＝1, 2）
- ■支離滅裂な会話がある（F4b＝1, 2）
- ■精神機能が1日の中で変化する（F4c＝1, 2）
- ■精神状態の急な変化（F5＝1）

　地域における緩和ケアの対象者の13％が該当する。[※]

※訳注：諸外国で収集されたデータに基づいてインターライが分析した結果は，各CAPのトリガーにおいて上記のような囲みで報告されている。これらは日本のデータではないことに注意してほしい。

◎**トリガーされない人**：その他すべて

トリガーされない人のうち 10% がフォローアップアセスメント時にせん妄を発症しているが，この変化を明確に予測できるアセスメント項目は存在しなかった。

# ガイドライン

治療の目標は，できるだけ正常な状態に戻すことである。末期の状態であっても，せん妄は通常，その人の QOL を低下させることを理解しておく必要がある。末期の利用者のせん妄を回復させることができない場合，できる限り穏やかで快適な環境を提供することが望ましい。

すべての推奨事項は，その人の予後に照らして検討されるべきである。さらに，せん妄は複数の要因によって引き起こされる可能性があるため，考えられる原因の範囲と対応を検討することが重要である。ただし，利用者の死期が近い場合，以下の推奨事項の多くは適切でない可能性がある。

## 初期管理

●**留意点，症状の確認**：効果的なケアをするために，ケアスタッフや家族・友人などの介護者が，せん妄の兆候を認識し，これらの懸念を医師に知らせる必要がある。その際，特定の重要な所見がないことを指摘することも必要である。たとえば，バイタルサインが安定していること，発熱やその他の感染症の兆候がないこと，脱水の兆候がないこと，最近，新しい薬剤の開始や投与量の変更がないことなどを知っておくと，次の方針を決めるのに役立つ。

●**感染の兆候**：免疫力が低下している場合，発熱がないことがあるので，尿の臭いの変化，咳，新たに発症した呼吸困難，下痢，腹痛，傷からの化膿性の滲出液など，他の感染症の兆候にも注意を払う必要がある。

●**痛み**：痛みが一因である可能性があるため，痛みの頻度，程度，持続時間を把握し，十分に対処されていることを確認する必要がある。理想は，痛みを予防することである〔CAP 6「痛み」（➡ p.129）を参照〕。

●**慢性疾患の再燃**：うっ血性心不全や COPD などの慢性疾患が再燃している可能性を考える。また，低酸素症や呼吸困難は，せん妄の一因となる可能性が十分にある。糖尿病患者は，低血糖に陥っている可能性もある。普段使用している補聴器や眼鏡が，利用者の手に届きやすい場所にあることを確認する。

●**末期の疾患の予想される経過**：末期の疾患の通常の経過を把握する必要がある。そうすることで，どのようなケアが効果的であるかを判断しやすい。

## 症状への対応

●**薬剤**：利用者が服用している薬の中にせん妄の原因となっているものがあるかどうかを判断するために，薬剤師と相談する。各薬剤の継続や投与量の変更については，その薬剤が本人にどれだけ不可欠であるか，また，基礎疾患の進行の可能性を考慮して判断する必要がある。

●**観察**：せん妄の重症度の変化を観察する。

●**環境調整**：利用者の変化だけでなく，環境の変化も考慮する。騒々しい環境を調整することは効果的である。また，定期的に落ち着かせ，安心させることも効果的である。

●**看取り期における配慮**：せん妄は看取り期によくみられる。したがって，積極的に死を迎えようとしている人や，「安楽のための治療や処置のみ」の指示を受けた人に対して，せん妄の原因を特定

するための積極的または侵襲的な精密検査をすることは，適切とはいえない。それよりも，現在の緩和ケアが，利用者とその家族にとって安らぎを感じられているかを評価することが重要である。利用者が「終末期せん妄」である場合は，恐れや苦痛を和らげるために鎮静が必要とされることもある。ケアの目標と方法は，快適さと QOL を最期まで最大限に成し遂げることに向けられるべきである。

● **インフォーマルなサポート**：せん妄について最適なケアであることを保証し，可能な限り情報を共有するために，家族との話し合いは時に不可欠である。せん妄を引き起こす要因について家族に助言することで，状態を予防したり，その程度を軽減したりすることもあり得る。

## 参考資料

Flacker JM, Marcantonio ER. 1998. Delirium in the elderly: Optimal management. Drugs and Aging 13:119–130.

Gagnon PR. 2008. Treatment of delirium in supportive and palliative care. Current Opinion in Supportive and Palliative Care 2:60–66.

Inouye SK. 2006. Current concepts: Delirium in older persons. New England Journal of Medicine 354:1157–1165.

Rapp, CG. 2001. Acute confusion/delirium protocol. Journal of Gerontological Nursing 27:21–33.

執筆者

Knight Steel, MD

Sharon K. Inouye, MD

John N. Morris, PhD, MSW

Katharine M. Murphy, RN, PhD

Edward Marcantonio, MD

# CAP 2　呼吸困難

## 問題

　呼吸困難（息切れ）は，看取り期にある場合でなくても，緩和ケアを必要とする多くの人が経験する症状である。この症状のある人は，息苦しさを感じることがあり，胸の不快感を伴うこともある。通常，本人は，その重症度や持続期間，重症度や性質の変化を観察者に伝えることができる。呼吸困難が最近発症した場合でも，また，急に発症した場合でも，重篤な疾患の初期症状の可能性があり，すぐに医師に相談する必要がある。この CAP は，主に看取り期に近い人がなんらかの症状を経験する場合の管理に向けられたものである。呼吸困難は，家族やケアスタッフにとって，ストレスや不安の大きな原因となり得ることも理解しておく必要がある。

　息切れは慢性肺疾患と重症慢性心疾患の顕著な特徴であるが，他の多くの疾患によっても引き起こされることがある。肺活量が限られている人，肺炎や肺塞栓，または胸水のある人は，呼吸困難を経験することがある。貧血があれば呼吸困難を経験することがあり，多くの場合，活動時に最も顕著に現れる。激しい痛みのある人の多くは，息切れを経験する。

　敗血症の人，がんや多くの進行性末期疾患のいずれかで死期が迫っている人は，病気の最終段階で呼吸が苦しくなることがあり，長時間の深い呼吸ができないため，しばしば小さな呼吸を頻繁に行う。

　その人の呼吸困難の程度とケアの必要性について検討する際，まず呼吸数の測定が必要である。ほとんどの人は，呼吸数が 1 分間に約 20 回を超えると，不快感を覚える。呼吸困難がひどいときには，横隔膜や胸郭内のすべての筋肉を含む多くの筋肉が，呼吸のために使われることがある。喘鳴は，聴診器なしでも観察者に聞こえることがあり，気管支痙攣の存在を示唆し，気管支拡張薬の必要性を示している。

　息切れは，常にではないが，血液中の酸素飽和度の低さと関連していることが多い。慢性肺疾患や他の多くの疾患を持つ人の多くは，パルスオキシメーターで酸素飽和度を測定している。

---

**全体のケア目標**
- 症状の重症度と緊急介入の必要性を判断する。
- 呼吸困難の原因を特定し，可能な範囲で対処する。
- 利用者が常に快適に，日常生活活動を行えるようにする。

---

## トリガー

　呼吸困難 CAP のトリガーは，呼吸困難が発生したときのその人の活動レベルに基づいている。

◎**トリガーされる人**：中等度またはそれ以上の呼吸困難。このグループには以下が含まれる。
- 休息中（安静時）にも呼吸困難がある（C2＝3），または，
- 休息中（安静時）には呼吸困難がないが，日常的な活動により生じる（C2＝2）

　地域における緩和ケアの対象者のうち，休息中（安静時）に呼吸困難を経験する割合は 18％，日常的な活動で呼吸困難を経験する割合は 27％である。また，この項目に該当した人の 45％ がフォローアップアセスメント時にも該当する。

◎**トリガーされない人**：このグループには以下が含まれる。

- ■ 呼吸困難の症状がない（C2＝0）
- ■ 休息中（安静時）にはないが，非日常的な活動により生じる（C2＝1）

　地域における緩和ケアの対象者のうち，呼吸困難を経験しない割合は約36％である。非日常的な活動時にのみ生じる呼吸困難は，日常生活を見直すことによって発生を防ぐことができることを示している。

# ガイドライン

## 症状の出現と重症度の判定

- ● 呼吸数を測定する：ほとんどの人は，呼吸数が1分間に約20回を超えると不快に感じ始める。
- ● 慢性肺疾患や心不全の既往があるかどうか尋ねる。
- ● 呼吸筋を観察し，補助筋が使われているかどうかを記録する。
- ● 喘鳴があるかどうか，よく聞いて判断する。
- ● 顔色の悪い人は，指先や唇の周りの皮膚が青ざめていないかどうか観察する。パルスオキシメーターがある場合は，酸素飽和度を確認する。
- ● 呼吸困難が認められた場合，症状の重症度に変化があったかどうかを判断する。呼吸困難の新たな発症や重症度の上昇は，生命を脅かす状態のため，直ちに医師に相談し，診察を受ける。さらに，救急医療が必要な場合もある。

## 呼吸困難の原因を特定し，可能な限り対処する

- ● たとえ死が差し迫った状態であっても，改善可能な呼吸困難の原因を探る。慢性肺疾患や気管支痙攣に伴う呼吸困難は，ステロイドや気管支拡張剤などの薬物療法で緩和できる可能性がある。
- ● 胸腔内に多量の液体があるために起こる息切れは，液体を取り除くことで，かなり（あるいは完全に）緩和されることがある。
- ● まれなケースとして，腹腔内の多量の液体が横隔膜の正常な動きを妨げていることで起こる呼吸困難では，一部の液体を取り除くことが有効である場合がある。
- ● 肺の破裂による肺の虚脱は，激しい呼吸困難を引き起こすが，胸腔にチューブ（ドレーン）を入れることによって，かなりの程度緩和されることがある。
- ● 重症心不全の人は，利尿剤を投与するとかなり楽になることがある。
- ● 水分補給や人工栄養の静脈内投与を中止しなければならない人もいる。
- ● 心拍の異常，特に速い心拍が呼吸困難を伴うことがある。これは薬剤で対処できることがある。
- ● 息切れは，特に急に発症した場合，骨盤や下肢から肺に移動した血栓が原因である可能性がある。このような状況では，抗凝固薬などの投与が適切な場合がある。
- ● 時には，重度の貧血により息切れを感じることがある。重症の場合は，1単位以上の輸血で症状が緩和されることがある。

## 一般的な治療やケア

- ● 体位変換：ベッド上で体を起こすことで呼吸困難が緩和されることが多い。また，椅子の前に高めのテーブルを置き，そこに枕を置いて前傾姿勢になると，楽になることがある。体を起こせないほど衰弱している場合は，力を入れなくて済むように，枕を周りに置いてあげるとよい。また，扇風機の風を直接当てたり，加湿器を使ったり，部屋を冷やしたりすることで，より快適に過ごせるよ

うになる場合もある。

- **酸素**：呼吸困難のある人は，少量の酸素を鼻から継続的に投与すると，より快適になることがある。酸素療法を実施する際には，二酸化炭素が滞留している可能性に十分注意する。
- **薬物療法**：適切であれば，呼吸困難の緩和のために薬剤の使用を検討する。状況によっては，抗不安薬で効果的なこともある。前述のように，特に喘鳴が聞こえる場合は，気管支拡張薬や副腎皮質ステロイドがよく使われる。
- **呼吸訓練**：死が差し迫っていない場合は，理学療法やリラクゼーション法を検討する。呼吸困難は一般に不安と関連しており，不安は呼吸困難の感覚を増大させることがあるため，本人を落ち着かせるさまざまな方法を検討する必要がある。鍼灸が効果的な人もいる。

## 教育

呼吸困難とその治療法の選択肢に関する教育は，利用者と，必要であれば家族にも行うべきである。在宅では，その環境における呼吸困難の評価と管理方法について，利用者とその家族とで話し合うことが重要である。

- 薬物療法やその他のケアを適切なタイミングで実施することで，より深刻な呼吸困難の発生を防ぐことができる場合も少なくない。
- 利用者の呼吸困難は，通常，家族にとっても特にストレスとなるため，家族が息切れについて抱いている不安を解消することが重要である。息切れに効果的に対処し，どのようなケアが可能なのかについて話し合うことは有益である。
- 必要であれば，救急車を要請するよう介護者に助言する。
- 家族に話すときには，人生の最後の数時間に呼吸数が変化することは珍しいことではなく，時には速い呼吸数と非常に遅い呼吸数が交互に繰り返されることもあることを伝えておく。

## 参考資料

Dudgeon DJ, Lertzman M. 1998. Dyspnea in the advanced cancer patient. Journal of Pain and Symptom Management 16:212-219.

Gallagher R. 2003. An approach to dyspnea in advanced disease. Canadian Family Physician 49: 1611-1616.

Viola R, Kiteley C, Lloyd N, Mackay JA, Wilson J, Wong R, and the Supportive Care Guidelines Group. 2006. The management of dyspnea in cancer patients: A clinical practice guideline, a quality initiative of the Program in Evidence-Based Care(PEBC), Cancer Care Ontario(CCO), Evidence-Based Series #13-5:Section 1.

| 執筆者 |
| --- |
| Knight Steel, MD |
| John N. Morris, PhD, MSW |
| Bruce Leff, MD |

# CAP 3　疲労感

## 問題

　疲労感に明確な定義はないが，QOL を左右する重要な要素であり，さまざまな病気と関連している。しばしば，疲労感，体力の喪失，衰弱，または全体的なエネルギーの欠如として表現される。National Comprehensive Cancer Network（NCCN）は，疲労感を "がんまたはがん治療に関連し，通常の機能に支障をきたす持続的かつ主観的な疲労感" と定義している。また，疲労感は，うっ血性心不全，慢性閉塞性肺疾患，腎不全末期，多くの神経疾患など，他の多くの疾患においても行動を制限する症状である。

　疲労感は，末期患者に現れる一般的な症状である。ある腫瘍科の外来患者を対象とした調査において，最も一般的な症状は痛み（50％），嘔気／嘔吐（30％），睡眠障害（30％），疲労感（40％）であったという。一方で，がん患者を対象とした他の研究でも，痛みよりも疲労感の方がよくみられることが示されている。

　疲労感の有病率と重症度は，通常，看取り期に近づくにつれて高まる。または，化学療法や放射線療法など，痛みなどの症状の治療や病気の進行を遅らせるために行われる治療後に疲労感が増加する傾向がある。

　疲労感は日常生活にかなりの影響を与えるため，ケアスタッフが本人を観察し，可能な限り対処することが特に重要である。一般的に，疲労感の症状には以下のようなものがある。

- ・疲れやすく，作業持久力が低下する
- ・全身の脱力感
- ・集中力の低下
- ・睡眠後の疲労回復が感じられない
- ・不安感

　これらの症状は，3つのカテゴリーに分けることができる。①身体的疲労感（脱力感，疲れやすい，作業持久力の低下），②精神的疲労感（集中力の低下，認知障害），③感情的疲労感（抑うつ，不安）である。

　疲労感は頻繁に経験されるにもかかわらず，緩和ケアを受けている人からはあまり報告されないことが多い。また，疲労感よりも痛みについて語られることが多い。そのため，疲労感とその重症度，経緯について明確に問診する必要がある。たとえば，ある薬が初めて処方されたとき，または投与量が変更されたときに疲労感が顕著になったのかどうかが，特に重要である。というのも，薬によってはわずかな量の変更であっても，疲労感の軽減に著しく影響することがあるからである。また，その症状は，原疾患以外の疾患による可能性もあり，その問題に対処することで改善されることもある。また，貧血，低カリウム，腎機能障害などの検査結果の異常に対処することで，疲労感の一部またはすべてが緩和されることがある。

---

**全体のケア目標**
- •疲労感の重症度とその経緯を明らかにする。
- •疲労感がどの程度の負担になっているかを判断する。
- •疲労感の原因（痛み，呼吸困難，うつ，慢性疾患，重度の貧血など）を取り除くか，改善させる。

# トリガー

　疲労感CAPでは，疲労感がQOLに影響を及ぼす可能性のある2つのグループでトリガーされる。(1) ハイリスク(重度の疲労感)，(2) 中等度リスク(重度の疲労感をもつ危険性がある) である。

◎**ハイリスク (重度の疲労感)**：このグループには，以下が含まれる。

- ■日常生活の一部または全部を始められない，または開始できない (C3＝3, 4)。

　地域における緩和ケアの対象者の43%に現れる。

◎**中等度リスク (重度の疲労感をもつ危険性がある)**：このグループは，ハイリスクの基準を満たさないが，以下の2つ以上に当てはまる。

- ■6カ月以内に死が迫っている (A11a＝1〜3)
- ■過去90日以内の転倒 (C4＝1〜3)
- ■2日以上の胃酸の逆流 (C6b＝3, 4)
- ■2日以上の嘔気 (C6g＝3, 4)
- ■2日以上の睡眠障害 (C6i＝3, 4)
- ■2日以上のドライマウス (C6l＝3, 4)
- ■2日以上の過剰な発汗 (C6m＝3, 4)
- ■喉が渇く，または答えられない・答えたくない (D4a＝1, 8)
- ■短期記憶障害 (F3a＝1)
- ■普段楽しんできたことに興味や喜びがわかないことが毎日ある，または答えられない・答えたくない (H2a＝3, 8)
- ■不安だったり，落ち着かないことが毎日ある，または答えられない・答えたくない (H2b＝3, 8)
- ■悲しく，落ち込んで，絶望することが毎日ある，または答えられない・答えたくない (H2c＝3, 8)
- ■うつの症状がある (DRS≧3) 〔訳注：「うつ評価尺度」を参照 (➡ p.119)〕

　地域における緩和ケアの対象者の30%に現れる。

◎**トリガーされない人**：その他すべて

# ガイドライン

### ハイリスク (重度の疲労感) のトリガーとなる場合

- ●疲労感がハイリスク (重度の疲労感) としてトリガーされた場合，それが末期の衰弱を示しているかどうかを判断する。その場合，不必要な活動を明らかにすることが最良の方法であると思われる。まず，最も重要な活動から優先順位をつけ，頻繁に休息をとるよう提案し，その活動を完了させるようにすることから始めるとよい。
- ●人生の最終段階において，疲労感は苦しみから身を守ってくれる可能性がある。疲労感に対する治療がもはや推奨されなくなる時期を見極めることは重要である。その時点で，快適さを維持するためのケアが，今後の方針を決定するうえでの最重要事項となる。
- ●もし，このレベルでトリガーされても，末期の衰弱状態でなければ，その症状を十分に評価する必

要がある。

## 中等度リスク（重度の疲労感をもつ危険性がある）のトリガーとなる場合

疲労感のアセスメント

　アセスメント表には，サービス開始時とフォローアップ時に，疲労感をアセスメントする項目がある。以下を検討する。

● **現在と普段の疲労感**：現在の疲労感と普段の疲労感とを比較するよう利用者に尋ねる。

● **疲労の程度**：疲労感がどの程度続いているのか，もしくは疲労感が回復または悪化しているのかを確認することが重要である。この情報は，少なくとも1週間は，治療の変化や新しい活動，それぞれに伴う疲労感の程度を記録しておくとわかりやすい。新たな重篤な疾患や化学療法，放射線療法などの治療が，重症度の変化の原因として特定されることがある。

● **疲労感が日常活動に与える影響**：疲労が，入浴や食事の準備，あるいは単に食事などの日常生活にどの程度支障をきたしているかを判断することは有益である。疲労感のためにできない・してはならない活動があるか。疲労感のトリガーとなる，または疲労感が特に強くなるような特定の活動があるか。疲労感は1日中持続しているか。1日のうちで疲労感が少ない時間帯はあるか，あるとすれば，それは何によるものか。気分の落ち込みとの関連はあるか。

● **疲労の兆候**：疲労感を悪化または軽減させるような具体的な出来事を特定できるか。

● **服薬の確認**：市販薬を含むすべての薬の一覧を入手し，医師の勧めがあるかどうかにかかわらず，薬の量や飲むタイミングを変更していないかどうかを尋ねる。

● **身体状況**：本人の身体的能力に変化があったかどうかを尋ねる。たとえば，最近，下肢の筋力が低下してきた場合，その原因を調べ，可能であれば対処する必要がある。

● **臨床検査所見**：臨床検査が直近に行われたのはいつなのか，照会する。たとえば，腎障害や脱水を示すBUNやクレアチニンの値が上昇していないか，最近の検査結果を見直す。疲労感のある人の多くにカリウムの低値が認められ，これを是正することにより，疲労感を改善できる。心肺に疾患のある人は，酸素と二酸化炭素の濃度を測定する必要がある。また，甲状腺機能，血糖，カルシウムなどの検査も考慮しなければならない。特に，正常な免疫反応を損なうような治療を受けている場合には，結核の再活性化の可能性を考慮する必要があり，このような場合には，全身の疲労感以外の症状が現れないことがある。

● **栄養**：栄養障害は，疲労感と関連している場合があるため，本人の栄養状態を把握し，本人の病気の予後を考慮して妥当な範囲で摂取量の不足に対処することが賢明である〔CAP 5「栄養」（➡ p.125）〕。嘔気と嘔吐が摂取量の不足と疲労感の一因となっている場合は，可能であればこれに対処すべきである。

● **併発する症状**：疲労感は，他の多くの症状（たとえば，痛み，睡眠障害，抑うつ，嘔気，呼吸困難など）や多くの医学的状況と関連している。疲労感と同時に確認できる症状があるかどうかを判断し，最も効果的なケアを計画するための包括的な評価をすることが必要である。たとえば，より積極的な治療が必要な心不全患者と化学療法中のがん患者は，ともに疲労感を経験している可能性がある。同様に，微熱が続く人は，しばしば疲労感を経験する。たとえ強度が弱くても，慢性的な痛みと睡眠不足は，疲労感とよく関連している。また，うつは，長期にわたるものであれ，特定の病気に伴うものであれ，考慮する必要がある。

● **睡眠**：睡眠時間やその質の低下は，しばしば疲労感の最初の警告サインとなる。このような問題がある場合，夜間に目覚めた後，再び眠りにつくことができるか，また，朝，休息がとれているかど

うかを確認する〔CAP 8「睡眠障害」（➡ p.139）を参照〕。簡単な方法（たとえば，寝る直前に酒を飲まない，毎日一定時間散歩するなど）で，睡眠パターンが改善され，疲労が軽減されることもある。また，ステージ4の褥瘡からの強い不快な臭いは，睡眠を妨げることがある。ベッドに縛られていたり，簡単に動けなかったりすると，正常な睡眠パターンがなかなか得られない場合がある。

## 疲労感を軽減するための一般的な対応

- 可能であれば，疲労感の原因を特定し，可能な範囲でそれぞれに対処する。
- 活動日誌などがある場合は確認し，活動パターンの適切な変更（たとえば，重い作業と軽い作業を交互に行う，休息時間を確保する）を促すようにする。また，他の人に任せることを提案したり，その人が幸福感を得るために重要な活動をする前に，休息時間を設けることをすすめる。
- 可能な限り，エネルギーを消費する活動と，心地よい気晴らしや休息時間とのバランスを考慮した，毎日の過ごし方を提案することも有効である。たとえば，家族や友人の訪問を，楽しく無理のない範囲で計画的に行うなど。
- 特に，運動やリハビリテーションなどの活動を増やしている場合は，摂取カロリーが十分であることを確認するために，本人の栄養状態を評価する〔CAP 5「栄養」（➡ p.125）を参照〕。
- 就寝前の過ごし方を工夫する。たとえば，遅い時間のカフェイン摂取を控え，一定の時間以降は静かな活動だけにするなどし，よい睡眠がとれるようにする。できれば就寝時間を決め，必要なければ日中の仮眠を減らす。夕方に水分摂取を減らせば，トイレのために起きてしまうことが減るだろう。夜中に目が覚めることが多い場合は，それにとらわれずに，楽しい経験を思い浮かべるように励ます。
- 疲労感が軽度で，身体活動の制限に起因すると思われる場合は，理学療法士や医師の協力を得て，筋力を強化しバランスを改善するための運動プログラムへの参加を検討する。筋肉が特に緊張している場合は，マッサージをすることも有効である。
- 起きている時間を利用して，他の人と楽しく関わるように促す。
- うつを発症している場合は，薬物療法を含め，適切な治療法を検討することで，疲労感の程度を軽減することができる。
- 化学療法や放射線療法など，疲労感をもたらす治療を受けた場合は，疲労感が必ずしも病気の進行を示すものではないこと，また，時間とともに疲労感が軽減される可能性があることを本人に伝え，安心させる。

## 参考資料

Mota DD, Pimenta CA. 2006. Self-report instruments for fatigue assessment: A systematic review. Research & Theory for Nursing Practice 20(1):49-78.

Olson K. 2007. A new way of thinking about fatigue: A reconceptualization. Oncology Nursing Forum 34(1):93-99.

Olson K, Krawchuk A, Quddusi T. 2007. Fatigue in individuals with advanced cancer in active treatment and palliative settings. Cancer Nursing 30(4):E1-10.

Olson K, Turner AR, Courneya KS, Field C, Man G, Cree M, Hanson J. 2008. Possible links between behavioural and physiological indices of tiredness, fatigue, and exhaustion in advanced cancer. Supportive Care in Cancer 16:251-259.

Radbruch L, Strasser F, Elsner F, Gonçalves JF, Løge J, Kaasa S, Nauck F, Stone P, on behalf of the

Research Steering Committee of the European Association for Palliative Care (EAPC). 2008. Fatigue in palliative care patients — An EAPC approach. Palliative Medicine 22:13-32.

Stone P, Richards M, A'Hern A, Hardy J. 2000. A study to investigate the prevalence, severity and correlates of fatigue among patients with cancer in comparison with a control group of volunteers without cancer. Annals of Oncology 11:561-567.

執筆者

Karin Olsen, RN, PhD

Knight Steel, MD

Gunnar Ljunggren, MD, PhD

Elizabeth Steel, RN, MSW

Trevor Frise Smith, PhD

# うつ評価尺度：DRS（Depression Rating Scale）[TM]

## (1) 目的

うつの評価を気分に関する7つのアセスメント項目から算出する指標。3点以上の場合，うつに関する問題を抱えている可能性がある。

## (2) 得点の範囲

0～14点

## (3) 使用する項目

| H1a | 否定的なことを言う |
|---|---|
| H1b | 自分や他者に対する継続した怒り |
| H1c | 非現実な恐れがあることを思わせる非言語を含む表現 |
| H1d | 繰り返し体の不調を訴える |
| H1e | たびたび不安，心配ごとを訴える（健康上の不安は除く） |
| H1f | 悲しみ，苦悩，心配した表情 |
| H1g | 泣く，涙もろい |

《アセスメント表の選択肢》
0：ない
1：あるが，過去3日間にはみられていない
2：過去3日間のうち1～2日にみられた
3：過去3日間毎日みられた

## (4) 算出方法

《算出のための換算値》
選択肢をスコア算定用に換算：0→［0点］　1～2→［1点］　3→［2点］

《算定式》
H1a＋H1b＋H1c＋H1d＋H1e＋H1f＋H1g＝0～14点

文献：Burrows A, Morris JN, Simon S, Hirdes JP, Phillips C. 2000. Development of a Minimum Data Set-based Depression Rating Scale for Use in Nursing Homes. Age and Ageing 29(2):165-72

# CAP 4　気分

## 問題

　ホスピスや緩和ケア病棟では，抑うつや不安はよくみられる症状で，諸外国では緩和ケアを受けている人の約1/3が抑うつ状態である。不安の割合はさらに高く，痛みや他の不快な症状に対する患者の耐性を低下させる可能性がある。特に看取り期を迎えている場合は，過去の未解決な喪失体験が表れてくることがある。したがって，看取り期にある人が経験する不安および抑うつは，ケアチームが可能な限り対処する。

　緩和ケアの場では，ケアを受ける人とケア提供者の双方が，本人の身体疾患との関連で抑うつ症状に気づかず，注意を払うことすらしない可能性がある。抑うつや不安は，末期の疾患を持つことに対する「正常な」反応であるとみなされることがある。利用者とその家族は，悲しみ，喪失感，悲嘆などの感情はケアによって軽減できる可能性があることを知る必要がある。抑うつ気分に対処しないと，緩和ケアを受ける利用者とその家族の双方にとってQOLの低下につながる可能性がある。

　抑うつ状態があると，身体的な症状が軽減されにくい場合がある。たとえば，痛み，息切れ，消化器症状（特に嘔吐と吐き気）を感じている人では，抑うつと不安の割合が高くなることがある。一般的にうつ病が自傷行為や希死念慮の重要なリスクであるように，末期の状態の利用者における未治療の抑うつは，生きる意欲の低下や明らかなQOLの低下と関連していることが分かっている。このような気分症は，看取り期への準備や事前指示書，本人の選択についての話し合いだけでなく，ケアのためのあらゆる選択肢についての話し合いを妨げる可能性がある。

---

### 全体のケア目標

- 抑うつまたは不安によって，本人の幸福感を直ちに脅かす可能性のあるものを見極め，対応する。
- 抑うつや不安な気分を引き起こした原因や関連する問題を把握し，対応する。
- 看取り期の意思決定への関与と参加を支援するために，本人の心理社会的幸福感を改善する。

---

## トリガー

　気分CAPでは，次の2つのグループでトリガーされる。(1) 複数の気分症状を伴う，(2) 単一の気分症状を伴う，である。

◎**複数の気分症状を伴うトリガー**：下記の2つ以上に当てはまる。

- 普段楽しんできたことに興味や喜びがわかなかったことが1日以上ある（H2a＝2, 3）
- 1日以上，不安だったり，落ち着かないことがある（H2b＝2, 3）
- 1日以上，悲しく，落ち込んで，絶望することがある（H2c＝2, 3）
- 今すぐにでも死にたいという（N3c＝1）

　地域における緩和ケアの対象者の17%に現れる。そのうちの約58%は，最初のフォローアップアセスメントまでに気分症状がなくなる。

◎**単一の気分症状を伴うトリガー**

■上記4つの症状のうち，1つだけ当てはまる

地域における緩和ケアの対象者の16.8％に現れ，そのうち約56％は最初のフォローアップアセスメントまでに気分症状がなくなる。

◎**トリガーされない人**：このトリガーレベルには，上記の気分症状が全くない人も含まれる。

このグループは，地域における緩和ケアの対象者の約66％に現れ，そのうち約22％は最初のフォローアップアセスメントまでに上記の気分症状の1つ以上が現れるようになる。

# ガイドライン

## 気分の問題のある人への対応

● **初期アセスメントと状態の安定化**：気分症の程度には，軽度なものから，希死念慮があるなど生命に危険を及ぼす状態まで幅が広い。アセスメントの主要な目的は，その人が自傷の危険をもたらすような深刻な気分症の症状があるかどうかを判断することである。初回アセスメントでは，本人に抑うつと不安をスクリーニングし，その後のアセスメントでその症状を観察することが不可欠である。

● **気分症の状態の把握**：緩和ケアを受ける人の気分症の症状には，多くの要因が考えられる。たとえば，痛み（特に軽減することが難しい場合），息切れ，深刻な病状に対する不安，見捨てられたり他人の負担になったりすることへの恐れなどがある。薬の副作用で症状が出ることもある。適切な治療の選択ができるかどうかは，症状の程度や要因の把握に大きくかかっている。

● **治療とモニタリング**：気分症の治療には，しばしば痛みや息切れなどの別の症状を効果的にコントロールすることが必要である〔CAP 2「呼吸困難」（➡ p.111），CAP 6「痛み」（➡ p.129）を参照〕。また，本人が受けている他の治療の負担についても確認する必要である。たとえば，医療機関への長距離移動が必要な場合，そのような事情が抑うつ気分の発症の誘因になる可能性がある。

## 初期アセスメント

気分症の全体像を把握する。

● **気分症の主観的な兆候を探る**

・悲しいと感じるか

・生活のなかで楽しいと感じる瞬間がないか，あるいはほとんどないか

・普段の活動に関心があるか

・疲れていて，ほとんど，もしくはどんな活動にも参加できないと感じているか

・集中するのが難しくなったと話すか

・自分が家族の負担になっているように感じるといった，自分自身に価値がないことや罪悪感を話すか

・ケアスタッフや友人，家族に対して，自殺の手助けをするように要求することがあるか

● **気分症の客観的な兆候を観察する**

・涙もろくなったり，悲しそうな表情をすることがあるか

・家族やケアスタッフが気分の変化を指摘することがあるか

認知機能が低下している場合，気分症に関連したより詳細な評価やケアが必要なこともある。ま

た，孤独感などにも注意を向ける必要もある。

## 気分症の原因を判断

● **気分に影響する可能性のある薬剤を確認する**
- 処方薬や市販薬の多くが気分の変調をきたす。薬剤師や医師に，処方内容の確認を依頼する。その際，(1) 気分症の原因となったり，悪化させたりする薬はあるか，(2) これまでに処方された抗うつ薬は，適切な期間服用されているか，について確認してもらう。
- 新たな薬剤や用量の変更はあるか。変更と症状の発生との時間的関係を確認する。
- 抑うつ気分を伴う薬剤はあるか。多くの薬剤が気分の問題と関連している。抑うつ気分の症状がある場合，薬剤の種類や量の変更を担当医に相談する。
- 薬剤の中止はあるか。気分の問題と関連している場合がある。
- 漢方やハーブのなかでも，気分に影響するものがある。

● **医学的状態との関連を確認する**
- せん妄：うつと似ているが，せん妄は意識レベルの変動と錯乱状態があり，抑うつと区別できる〔CAP 1「せん妄」（➡ p.108）を参照〕。
- 感染症：感染兆候（発熱，混濁尿，膿性の喀痰など）があるか。
- 痛み：たとえ軽度の痛みであっても，常に感じる場合は抑うつと関連することがある〔CAP 6「痛み」（➡ p.129）を参照〕。
- 機能状態の変化：死亡する数週間前から身体機能の著しい低下を経験するが，これが抑うつや不安と関連している可能性がある。嚥下障害と窒息のリスクが特に重要な問題である〔CAP 5「栄養」（➡ p.125）を参照〕。

● **心理社会的変化との関連を確認する**
- 最近の環境変化（自宅から施設など，他の場所へ移り住んだ）
- 人間関係の変化（家族や友人の死や経済的問題など）
- 自分の病気や予後についての認識の変化

● **気分症の経過**
- 気分の変化は突然であったか，徐々にであったか。気分症が一晩にして発症することはほとんどないので，突然発症した場合は，急性の医学的疾患かせん妄の場合がある〔CAP 1「せん妄」（➡ p.108）を参照〕。
- 気分の変化の振れ幅が小さいか，大きいか〔CAP 1「せん妄」（➡ p.108）を参照〕。

● **気分症の既往**
- 過去に気分症があり，その治療の記録があるか。もしあれば，どのような治療が行われ，成功したのか。
- 気分症の治療が変更・中止されたか。
- 本人の気分に変化があった場合は，医師に報告する。

● **気分症が家族に与える影響**
● 家族は気分症に対処することができるか，あるいは苦痛に感じているか。
● 家族は，現在の状況を維持するために必要な支援や手段があると感じているか。
● 将来どのような変化が起こるかについて心配しているか。
● 家族内のストレスの原因に対処するために，カウンセリングや他の心理社会的ケアを利用することを検討する。

- 提供されているサービス（たとえば，身の回りの世話）を見直し，必要に応じて支援を増やす。
- 家族が抑うつや不安の症状に対応できる能力を高めるための教育的介入を検討する。話し合いのポイントは，以下の通りである。
  - 悲嘆は死にゆく過程の一部であるが，抑うつは適切なケアによって改善することがある。さらに，悲嘆のカウンセリングは，本人と家族の両者に有用である。
  - 家族が自分自身の感情的な経験に対して助けを求めることは，しばしば有用である。
  - 本人と接する際には，肯定的な思い出話をするよう家族に勧める。
  - 本人の治療のために検討されている薬剤には，利点と，本人のQOLや余命に影響を与える可能性のある副作用の両方がある。

### 治療とモニタリング

- **本人が「今すぐにでも死にたい」と言う**：本人がそのような発言をした場合，直ちに医師への相談が必要である。死期を早めたいという願望は，特に痛みや息切れなどのコントロールできない症状や，他人に負担をかけているという感情が原因であることが多い。このようなときには，本人やケアスタッフの両方と信頼関係を築くことが特に重要である。
- **非薬物療法**：適切な抗うつ薬や抗不安薬の使用に加えて，非薬物療法も検討する。
  - 病気の間も可能な限り精一杯生きること，感情への対処，家族についての心配などの問題に取り組むことで，宗教家によるケアや福祉事業を含む個人の交流や支援グループが，抑うつを軽減するのに有用である。
  - 積極的に死を迎えようとしていない人には，機能的能力を高めるために特定のリハビリテーション（補助器具の使用，身体への負担軽減策，理学療法など）が役立つ場合がある。
  - 抑うつ症状や不安に対処するために，誘導イメージ療法やリラクゼーション法が役立つ場合がある。
- **モニタリング**：医薬品，他の治療法の副作用（睡眠障害，せん妄，重度の便秘，尿閉など）が現れていないか観察する。これらの結果を担当医に報告する〔CAP 1「せん妄」（➡ p.108），CAP 8「睡眠障害」（➡ p.139）も参照〕。

### その他の注意点

- 緩和ケアを受ける際に抑うつ状態となる人のなかには，精神科医の診察が必要な場合がある。しかし，多くの人は緩和ケアを行う医師により適切に評価される。抑うつや不安に対処することは，質のよいサービスに期待される基準の一部である。ケアチーム全体と本人との間の開かれたコミュニケーションが不可欠である。
- 気分症の多くの身体的症状（たとえば，食欲不振）は，末期患者や化学療法などの治療を受けている患者にもよくみられるものである。これらの症状には，別のセクションで述べたケアで対応できるか検討する〔CAP 3「疲労感」（➡ p.114），CAP 5「栄養」（➡ p.125），CAP 8「睡眠障害」（➡ p.139）を参照〕。
- 非薬物療法は特に有用である。看取り期には，本人の尊厳を維持したり高めたりすることは特に重要かつ有用である。尊厳は人生のすべての期間を通じて重要であるが，死期が近い人は，特に尊厳の感覚を失いやすい。尊厳を維持するという目標は，自分の人生に意味があったと思えるようにサポートすることである。

**参考資料**

Chochinov HM, Tataryn D, Clinch JJ, Dudgeon D. 2009. Will to live in the terminally ill. *Lancet* 354: 816-819.

Irwin SA, Rao S, Bower K, Palica J, Rao SS, Maglione JE, Soskins M, Betterton AE, Ferris FD. 2008. Psychiatric issues in palliative care: Recognition of depression in patients enrolled in hospice care. *Journal of Palliative Medicine* 11(2):158-163.

Lloyd-Williams M. 2001. Screening for depression in palliative care patients: A review. *European Journal of Cancer Care* 10(1):31-35.

Morita TM, Sakaguchi Y, Hirai K, Tsuneto S, Shima Y. 2004. Desire for death and requests to hasten death of Japanese terminally ill cancer patients receiving specialized inpatient care. *Journal of Pain and Symptom Management* 27:44-52.

Mystakidou K, Rosenfeld B, Parpa E, Katsouda E, Tsilika E, Galanos A, Vlahos L. 2005. Desire for death near the end of life: The role of depression, anxiety and pain. *General Hospital Psychiatry* 274:258-262.

Smith EM, Gomm SA, Dickens CM. 2003. Assessing the independent contribution to quality of life from anxiety and depression in patients with advanced cancer. *Palliative Medicine* 17(6):509-513.

Wilson KG, Chochinov HM, Skirko MG, Allard P, Chary S, Gagnon PR, Macmillan K, De Luca M, O'Shea F, Kuhl D, Fainsinger RL, Clinch JJ. 2007. Depression and anxiety disorders in palliative cancer care. *Journal of Pain and Symptom Management* 33:118-129.

執筆者

Trevor Frise Smith, PhD

Terry Rabinowitz, MD

John P. Hirdes, PhD

John N. Morris, PhD, MSW

Shannon Stewart, PhD

Cortney Constantino, BA

Knight Steel, MD

# CAP 5　栄養

## 問題

　栄養CAPの目的は，緩和ケアを受けている人の栄養状態の変化を家族やケアスタッフが理解するのを助け，栄養不良があると判断された場合の適切なケアのガイドラインを提供することである。このCAPは，1つ以上の重篤な医学的状態にあり，余命が限られている人のケアのためのものである。「緩和ケア」は末期の疾患でない人へのケアを指す場合もあるが，このCAPでは末期の人を対象とする。

　看取り期における医学的な栄養補給や水分補給が，利用者にとって有益であることはほとんどない。しかし，家族はこのような状況に対処するために精神的苦痛を感じることがある。死期が近い人のケアにおいては，ケアチームは本人と家族，ケアスタッフに対して適切なケアと指導を提供しなければならない。

　体重と適切な筋肉量を維持するために，末期疾患がなく健康で特別に活動的でない人は，毎日，理想体重1 kgあたり約25〜30 kcalと1 gのタンパク質が必要である。緩和ケアを受けている人の多くは，この量のカロリーとタンパク質を摂取することができないため，体重を維持することができない。また，食欲不振や食事に伴う不快感のために，摂取したくない人もいる。時には，激しい嘔気と頻繁な嘔吐のために体重が減少することもある。体重減少が激しい場合，特に胃腸の病気がある場合は，特定のビタミンを十分に摂取できるかどうかを考慮する必要がある。

　また，体重は体の質量と，四肢，腹部，胸膜腔の異常な体液の貯留の両方を反映していることを理解する必要がある。つまり，緩和ケアを受けている人の体重は，指標として不十分な場合がある。栄養状態，カロリーやタンパク質の必要量を決定するための十分な指標ではない。

---

**全体のケア目標**
- 緩和ケアにおける栄養の問題や状況を，利用者や家族，ケアスタッフが理解できるようにする。
- 食べないことへの不安を軽減する。
- 空腹感を和らげる。
- エネルギーとタンパク質の摂取量を最適にする。

---

## トリガー

　栄養CAPでは，2つのグループでトリガーされる。(1) BMIが低く，最近体重が減少した，(2) BMIが低く，体重が減少していない，である（訳注：BMIの計算方法は体重［kg］÷身長［m］$^2$）。

### ◎ BMIが低く，最近体重が減少した場合のトリガー

- BMIが20以下である，かつ，
- 最近，体重が減少している（D2a＝1）

　地域における緩和ケアの対象者のうち17%がこのグループに含まれている。

### ◎ BMIが低く，体重が減少していない場合のトリガー

- BMIが20以下である，かつ，

■最近，体重が減少していない（D2a＝0）

地域における緩和ケアの対象者の11%がこのグループに含まれている。

◎**トリガーされない人**：その他すべて

# ガイドライン

## 概要

　看取り期には，摂取カロリーが著しく減少し，体重が減少しても空腹を感じることはほとんどない。緩和ケアを受けている人の場合，ケアの目的は，不快感を軽減し，機能とQOLをできるだけ高めることである。したがって，緩和ケアを受けている人のカロリー摂取量を改善するための積極的な介入は推奨されない。

## 症状マネジメント

● **食欲不振**：食欲不振は，緩和ケアを受けている人によくみられる。そのため，利用者が特に食べたい物を尋ねることが有用である。プリン，アイスクリーム，ビールなど，好きな食べ物があることが多い。嗜好は時間とともに変化することがある。通常，しっかりした食事よりも，少量の間食を頻繁にとるほうが，本人にとって受け入れやすい。

● **特別食**：ナトリウム制限食や厳格な糖尿病食などの食事療法は，適切でないことが多い。むしろ，塩分の過剰摂取があれば利尿剤で対処し，血糖値の上昇にはインスリンか経口薬で管理するほうがよいこともある。血糖値の厳格な管理は，必要であるとしてもまれであり，本人の幸せに悪影響を及ぼす可能性がある。一方，緩和ケアを受けている人は，塩分やカロリーの摂取量の変化，体格の変化により，利尿薬や血糖降下薬の投与量を減らす必要がある場合がある。

● **吐き気と嘔吐**：緩和ケアを受けている人の多くは，嘔気や嘔吐を経験する。薬剤が原因で嘔気をもよおすこともある。このような症状は，薬剤の投与量を変更したり，原因と思われる薬剤を別の薬剤に置き換えたりすることで緩和されることがある。多くの場合，これらの症状は病状そのものを反映している。嘔気や嘔吐が胃腸の閉塞による二次的なものである場合，症状を緩和するために経鼻胃管を挿入することを検討する。

● **不快な臭気**：臭気のために空腹を感じられないことがあり，緩和ケアを必要とする多くの人の環境ではよくあることである。臭いの原因は，便の失禁，嘔吐物，汗，体臭などが考えられる。多くの場合，臭いは空気清浄機で軽減したり，除去したりすることができる。

● **嚥下**：緩和ケアを受ける人の多くは，嚥下障害を抱えている。時には，しゃっくりが食事摂取の妨げになることもある。最適なケアを計画するためには，嚥下の過程を観察することが適切である。飲み込みやすい食物の固さがあるかどうかを探る。液体が難しいのであれば，とろみをつける。食べ物を十分に咀嚼できない場合は，粉砕する。ナッツ類など，誤嚥すると特に刺激となる食品は，通常は避けたほうがよい。咳や誤嚥が頻繁に起こる場合は，体をしっかり起こし，顎を引くように助言することが有効である。胃ろうは，食道の閉塞や嚥下困難がない限り，誤嚥を予防できない。まれに，顔や口の中に損傷があるが空腹感が残る場合，胃ろうが有用なことがある。潰瘍，ただれ，口腔カンジダ症（鵞口瘡），または不適切な歯科治療のために口腔内に痛みがある場合は，そうした問題に直接対処する。

● **衰弱**：衰弱は，本人と家族，ケアスタッフの双方に不安や抑うつをもたらすこともある。空腹感が

なく，食べたいという欲求がないこともある。さらに食べると，不快感を生じることがある。また，食べ物の好き嫌いが変わることがある。栄養よりも食事の好みが重要な場合がある。本人が食事を拒否することは，周囲の努力に対する感謝がないのではなく，むしろ病気の結果であることを家族やケアスタッフに気づかせることによって，介護者の気持ちをある程度和らげることができる。

## 経口摂取についての情報提供

末期の状態にある人はBMI，食欲，必要栄養量の変化がよくみられる。これらについてケアスタッフや家族を教育することは有用である。病状が進行するにつれて，その人にとって必要な栄養が変わる可能性があることや，以前からの食事制限が発病前ほど関係ないかもしれないことを家族に理解してもらうのに役立つ。

● 食事摂取

・しっかりした食事をとるよりも，マッサージを受けたり，長年興味をもっていることについて話したり読んだりすることを好む。

・食べることで嘔気が増すように感じる。

・手でつまめるような少量の食事や，高カロリーのサプリメントを提供することは，利用者にとって有益であり，食事の問題について可能な限り対処してもらえているとケアスタッフや家族を安心させる。

・本人の快適性を高めるために，唇と口腔内を湿らせる。

・食事摂取量の少なさは飢えと同じ意味ではなく，本人が空腹感を感じていないことがよくあるということについて，家族とケアスタッフにアドバイスする。むしろ，食欲不振は末期状態の人には一般的にみられる症状である。

● 水分摂取

緩和ケアを受けている人に脱水はよくみられる。血圧の低下，尿量の減少，口腔内の粘膜の乾燥などが認められるようになって初めて明らかになることがある。しかし，高齢者や口呼吸の人の場合，口腔粘膜の乾燥の程度は，脱水の兆候として不十分な場合があることに注意が必要である。水分補給の状態は，衰えやシワの変化により，臨床検査なしには判断しにくい場合がある。次のように考える。

・多くの場合，少量の水を頻繁に飲むことで，喉の渇きや口の渇きを和らげることができる。

・まれに，症状を緩和するために皮下輸液（皮下点滴による輸液）が検討されることがある。必要な場合は，何が得られるのか，いつ処置を中止すべきなのかをあらかじめ決めておくとよい。腹腔内の腹水や四肢の腫脹として存在する水分は，循環系に供給されにくく，過剰な水分の指標とはならない場合があることを，家族と本人に伝える必要がある場合もある。

・脱水の管理については，症状の重症度，近い将来に本人が亡くなる可能性，本人の快適さに基づいて決定する必要がある。

・乾燥感を和らげるには，少量の水分を頻繁に与えること，氷片を口に入れる，口を拭くなどで十分である。

## その他の注意点

● 宗教的・文化的な配慮が必要である。

● 本人と家族とともに，本人の希望について話し合うことが優先される。

● 過去に事前指示をしたことがあるかどうかを聞いておくとよい。

**参考資料**

Cline D. 2006. Nutrition issues and tools for palliative care. Home Healthcare Nurse 24：54-57.

Good P, Cavenagh J, Mather M, Ravenscroft P. 2008. Medically assisted nutrition for palliative care in adult patients. Cochrane Database of Systemic Reviews 8(4)：CD006274.

Kwang AY, Kandiah M. 2010. Objective and subjective nutritional assessment of patients with cancer in palliative care. American Journal of Hospice and Palliative Medicine 27：117-126.

執筆者

Knight Steel, MD

John N. Morris, PhD, MSW

Liv Wergeland Soerbye, RN, PhD

Elizabeth Steel, RN, MSW

# CAP 6　痛み

## 問題

　痛みとは「実際の組織損傷もしくは組織損傷が起こりうる状態に付随する，あるいはそれに似た，感覚かつ情動の不快な体験」（国際疼痛学会：IASP，2020）とされる。

　痛みは，緩和ケアが開始される最も一般的な理由である。通常，痛みは組織，特に筋骨格系や神経系の組織が損傷したときに生じる。痛みは主観的な体験であるため，その重症度は損傷の種類や程度に必ずしも比例しない。看取り期にある人に緩和ケアをする場合，痛みは複数の部位に由来していることを認識することが重要である。

　利用者によっては，ケアスタッフや家族に，痛みの特徴や程度について十分な説明をしないことがある。また，痛む部位を確認したうえで，ケア提供者が予想するよりも，不快感がかなりひどい場合もある。痛みはしばしば活動を制限し，睡眠を妨げる。痛みによって不安やうつはもちろん，無力感をも引き起こす。失語症や他の神経系の疾患のある人は，感じている痛みのつらさを十分に表現できないことがある。また，家族にとっても，痛みは特につらい問題であることはよく知られている。

　痛みの管理は鎮痛薬の使用にとどまらず，本人の心身の機能とQOLを向上させ，家族の苦痛を軽減するためのケアも含まれる。気分転換になるような活動は，楽しいだけでなく，痛みの苦痛を軽減することもある。

　痛みの原因を正確に追求するかどうかは，病状とその人の余命によって大きく左右される。それでも，痛みは適切に管理されなければならず，息切れなど，痛みに伴うその他の苦痛な症状にも対処する必要がある。

---

**全体のケア目標**

- 可能な限り苦痛を和らげる。
- 痛みの根本的な原因を特定し，本人の医学的状態から判断して，妥当な範囲で治療する。
- 常に快適に日常生活を送ることができるように，本人の能力を最適化する。
- 治療効果と副作用を観察する。

---

## トリガー

　このCAPは，近い将来に末期の状態となるかどうかにかかわらず，痛みを感じている人に適用される。急性脊髄圧迫の存在を示唆するような痛み，あるいは日常生活を送ることができないほどの耐え難い痛みなど，時には緊急に介入する必要があることを認識しておかなければならない。睡眠不足や食欲不振，機能の変化，せん妄がある場合は，痛みの慎重な評価が特に重要である。

　このCAPのトリガーは，本書のアセスメント表で追跡した痛みの複数の要素を組み合わせたPalliative Pain Index（PPI）に基づいている。PPIは以下の5段階で構成されている。

0：痛みなし

1：軽度または中等度の痛みだが突出痛はない

2：突出痛を伴う軽度または中等度の痛み

3：持続痛ではない重度，ひどい，耐え難い痛み

4：持続痛である重度，ひどい，または耐え難い痛み

緩和ケアの対象者に占めるPPIの割合（四捨五入のため合計が100%にならない）
　・PPI 0：27%
　・PPI 1：33%
　・PPI 2：20%
　・PPI 3：11%（このグループの大半は，突出痛を持つ）
　・PPI 4：10%（このグループの大多数もまた，突出痛がある）

痛みCAPでは，2つのグループでトリガーされる。(1) ハイリスク，(2) 中等度リスクである。

### ◎ハイリスクのトリガー：このグループには以下が含まれる

■PPIが3（C1b＝3, 4かつC1c＝1, 2）または4（C1b＝3, 4かつC1c＝3）である

### ◎中等度リスクのトリガー：このグループには以下が含まれる

■PPIが2（C1b＝1, 2かつC1d＝1）である

痛みがある人のなかで，最初のフォローアップアセスメントまでに，PPIに関して改善した者は37%，悪化した者は33%であった。
　・ハイリスクグループは，地域における緩和ケアの対象者の21%に現れる。
　・中等度リスクグループは，地域における緩和ケアの対象者の20%に現れる。

### ◎トリガーされない人：その他すべて

## ガイドライン

それぞれの痛みのトリガーは，緊急性が異なる。ハイリスクになった人には，緊急に対処する必要がある

### アセスメント

痛みには，一連の流れで対処する必要がある。まず，痛みの特徴や程度，その影響を判断する。そうすることで，最も適切な痛みの緩和や除去の方法を考えることができる。

●痛みの特徴：痛みに最も効果的に対処するためには，通常，痛みの場所，程度，何で改善し悪化するのかを探る。痛みの詳細は，その原因を特定し，さらなる評価の計画を立て，どのような治療が最も効果的かを考えるうえで役立つことが多い。たとえば，神経障害性疼痛（焼けつくような，針が刺さるような，射るような，しびれるような痛み）は，体性痛（潰れるような，ズキズキする，動くと刺すような痛み）や内臓痛（痙攣や腹部の圧迫を伴うような痛み）から区別できることが多い。痛みの程度は，自身で評価し，最も良かった時・悪かった時，その時に痛みを悪化・改善させたものなどの情報を収集する。本人が混乱していたり，無気力であったり，失語症であったりしても，痛みがどの程度であるかを評価するために，あらゆる努力をすることが必要である。また，痛みの程度を記録しておくと，後でケアの有効性を評価することができる。

- **追加のアセスメント**：身体診察，適切な臨床検査や放射線検査が必要な場合もあるが，緩和ケアを受けている人には，これらは必要ないことが多い。その他の検査が必要であるかは，個人ごとに判断しなければならない。
- **現在行われている治療の評価**：すでに管理計画がある場合，それがどの程度効果的であったかを理解することが重要である。もし，痛みが改善されなかったり，悪化したり，痛みによって制限されていたりする場合は，治療法を再検討する必要がある。
- **文化的な背景への配慮**：本人が痛みを表現する際，文化的背景も関連することに留意するべきである。人によっては，ストイックさが痛みよりも勝る場合や，痛みを表現することをよしとしない場合もある。また，自分の健康問題をおおげさに表現する人には，ケアスタッフがその人の痛みの程度を過小評価することもあるかもしれない。一方，過去に痛みがあった人は，痛みを諦めていて，新しい痛みを過小評価するか，報告さえしないかもしれない。
- **痛みの非言語的表現**：表情（しかめっ面，歪んだ表情など）や発声行動（ため息，うめき声など）が含まれる。心身のストレスとして現れる可能性がある。動くと痛みが増すせいで，長時間，静止した体勢をとっている場合もある。また，痛みによって気分が変化することもある〔CAP 4「気分」（➡ p.120）を参照〕。いつもは元気な人も，痛みのせいで日常生活を変えることもある。日常生活動作，食事や水分の摂取が減少する人もいる。時には，痛みの唯一の兆候が精神状態の変化であることもある。認知症の人は，痛みの程度や痛みを和らげるものが何であるかを判断できないかもしれないが，痛みがある場合もある。
- **その他**：本人の精神状態〔CAP 4「気分」（➡ p.120）を参照〕，機能状態，食欲〔CAP 5「栄養」（➡ p.125）を参照〕，および睡眠〔CAP 8「睡眠障害」（➡ p.139）〕にどの程度影響を及ぼすかを判断する必要がある。

### 痛みの管理

- **本人の希望**：痛みの管理について，本人（適切なら家族も）と，希望や期待について話し合うことが必要である。そうすることで，アドヒアランス（治療の遵守）が促され，ケアの目標に到達しやすくなる。たとえば，看取り期を迎えた人が，鎮静効果がある薬剤を嫌い，痛みを我慢することを選択するのはまれではない。とはいえ，痛みが出てから対処するよりも，痛みを予防するほうがよい場合がほとんどである。
- **家族の関与**：緩和ケアチームには，治療の結果を観察する機会が，家族のように常にあるわけではない。したがって，現在の治療の有効性と本人の生活への影響について，家族から情報を得ることは貴重である。使用されている鎮痛薬について，その強さ（WHO方式がん疼痛治療法の3段階除痛ラダーのどの強さか），投与するたびにどれくらいで効果が現れるか，痛みが再発するまでにどれくらいの時間がかかるかなど，家族に伝えておくとよいこともある。
- **疼痛管理の効果の観察**：十分な鎮痛薬を投与したと思われるのに，次に訪問したときにまだ痛みがある場合は，家族がその人が異常に眠くなったり，引きこもったりするのを恐れて，薬を控えている可能性を考える。また，特に高齢者は，痛みを訴えたり，ケアが効果的でなかったことを他人に伝えたりするのを嫌がることがある。鎮痛薬の中毒になることを恐れ，処方された薬を飲まない人もいる。
- **薬物療法**：薬物療法は，痛みを管理する主流である。WHO方式がん疼痛治療法など，使用する薬剤を決定するのに役立つガイドラインが多数ある。
  ・本人や家族が量や頻度などを調整できるので内服が最も適している。痛みが出てから対応するよ

りも，痛みを予防することが一番である。したがって，鎮痛薬の定時服用は，看取り期の利用者にとって最も良い治療である。場合によっては，随時の自己管理のほうが，早い段階で痛みに対処できるようにすることもある。痛みのコントロールが不十分な場合は，鎮痛薬の量を増やしたり，別の薬を使ったりする必要がある。突出痛への対処が重要である。

・嘔気や便秘などの副作用はまれではないが，通常はある程度管理したり，防いだりすることができる。

・鎮痛薬によって意識レベルが低下したり，ほとんど眠れなくなったりすることを恐れる人もいる。このような場合，通常はそのような副作用は時間の経過とともに気にならなくなることを助言する。多くの鎮痛薬はひどい便秘を引き起こすので，本人が鎮痛薬を飲みたくなくなる可能性もある。処方時に対応しておく。

・定期的に行われる社会的なイベントに参加するときなど，特定の時間にできるだけ痛みを感じないようにしたいと考える人もいる。そのため，そのようなイベントの直前に，いつもより多めに鎮痛薬を投与することが必要になる場合がある。

●**非薬物療法**：非薬物療法も考慮する必要がある。たとえば，がん患者が経験する体性痛には，麻薬に加えて放射線治療を検討する。また，関節や脊椎を安定させる治療が有効な場合もある。また，神経ブロックをすることで，痛みが軽減する人もいる。時には，冷湿布や温湿布，枕を使った体位の工夫によって，痛みが軽減されたり，全く感じなくなったりすることがある。緩和的アプローチの一環として，鍼治療，リラクゼーション，イメージ療法など，適切な他の療法が行われることもある。理解や共感，交友や傾聴，あるいは気分転換のためのアクティビティが提供されれば，本人にとって快適になり痛みに耐えられるかもしれない。

●**その他の注意点**：痛みに対処する場合，本人を快適にし，痛みに伴う罪悪感を取り去るよう試みることも重要である。痛みはしばしば不眠症と関連している〔CAP 8「睡眠障害」（➡ p.139）を参照〕。また，痛みは怒りや抑うつを伴うことが多い〔CAP 4「気分」（➡ p.120）を参照〕。

## 参考資料

Bair MJ, Robinson RL, Katon W, Kroenke K. 2003. Depression and pain comorbidity. Archives of Internal Medicine 163:2433-2445.

Bernabei R, Gambassi G, Lapane K, Landi F, Gatsonis C, Dunlop R, Lipsitz L, Steel K, Mor V, for the SAGE Study Group. 1998. Management of pain in elderly persons with cancer. Journal of the American Medical Association 279(23):1877-1882.

Griffie J, Muchka S, Weissman D. 2000. Nursing Staff Education Resource Manual:Pain Management 101: A six session in-service education program in pain management for long term care facilities. Medical College of Wisconsin, Milwaukee, WI. Division of Hematology/Oncology, 9200 W. Wisconsin Ave., Milwaukee, WI 53226. (414)805-4605.

Palliative Medicine Program at the Medical College of Wisconsin. Available at: www.mcu.edu/pallmed

Qaseem A, Snow V, Shekelle P, Casey DE, Cross JT, Owens DK. 2008. Evidence-based interventions to improve the palliative care of pain, dyspnea, and depression at the end of life:A clinical practice guideline from the American College of Physicians. Annals of Internal Medicine 148:142-146.

Zyczkowska J, Szczerbińska K, Jantzi MR, Hirdes JP. 2007. Pain among the oldest old in community and institutions. Pain 129(1-2):167-176.

執筆者

Aida Won, MD

Harriet Finne-Soveri, MD, PhD

Dinnus Frijters, PhD

Giovanni Gambassi, MD

Katharine M. Murphy, RN, PhD

John N. Morris, PhD, MSW

Knight Steel, MD

Elizabeth Steel, RN, MSW

Debbie Gravell, RN

# CAP 7　褥瘡

## 問題

　褥瘡はあらゆる現場で発生するが，有病率はさまざまである。緩和ケアの場では，その発生率は他よりも高いかもしれない。褥瘡は，腰部，臀部，踵部（かかと）など，通常は骨の突出部にある皮膚または皮下組織の局所が圧迫されることによって生じる。組織の圧力が灌流圧を一定期間超えると，組織の損傷や壊死が起こることがある。したがって，褥瘡の要因は，圧力の程度，圧力が加わっている時間，および皮膚と皮下組織への血流などである。褥瘡は，本人の QOL に大きな影響を与える可能性がある。

　褥瘡は，看取り期に近い人，特にベッド上で動けない人，あるいは動きたくない人，長時間姿勢を変えずに座っている人によくみられる問題である。せん妄，感覚障害，循環不全，呼吸不全，重篤な急性疾患のある人は，褥瘡のリスクが高くなる。失禁や栄養失調なども，褥瘡の発生や治癒遅延のリスクとなる。

　皮膚や皮下に微小血管の変化がある長年の糖尿病患者は，褥瘡になりやすい。末期の消耗性疾患で，皮膚がもろく，筋肉量が大幅に減少し自分では動けない人は，特にリスクが高くなる。定期的な体位変換の必要性に気づけない人は，褥瘡を発症するリスクが高く，また，動くことが特に苦痛で消極的な人も同様である。認知症のある人は，褥瘡に気づかず，重症化することがある。褥瘡ができるまでにどれくらいの時間圧をかけ続けなければならないかは，その人の虚弱などさまざまな要因に左右される。しかし，末期的な病気でない人でも，ごく短期間で褥瘡が発生することがある。そのため，ケアチームは頻繁に観察する必要がある。

　褥瘡発生のリスクを探ることは重要である。褥瘡は，たとえ看取り期に近い人であっても，その人の QOL に影響を及ぼすことが多いのは明らかである。あらゆる場面で言えることだが，治療よりも予防が常に望ましい。しかし，緩和ケアの場では，治療の利点と本人の安楽，ケアの目標，および余命とを比較検討する必要がある。褥瘡の予防と管理には，専門家がかなり注意を払うだけでなく，集中的なケアが必要であり，家族やケアスタッフの対応だけでは難しい可能性がある。

　褥瘡の発生リスクを総合的に判断するために，標準化された評価尺度が使用されることが多い。一般的には，感覚知覚，移動能力，栄養状態などの要素が含まれる。最も広く受け入れられている尺度は Braden Scale であるが，Norton Scale や Waterloo Scale など他にも多くの尺度がある。インターライ方式でも緩和ケアアセスメントの項目から派生した褥瘡評価尺度（PURS）がある（訳注：なお，日本で広く使用されているのは一般社団法人日本褥瘡学会の「褥瘡評価ツール DESIGN-R®」であり，「改定 DESIGN-R® 2020 コンセンサス・ドキュメント」も参照する）。

　褥瘡が発生すると，ステージ分類されることが多い。おそらく最も一般的なのは，次のような段階分けである。

- **ステージ1**：皮膚が赤くなり，押しても白くならない。
- **ステージ2**：皮膚が水ぶくれになったり，破れたりしている状態。また，皮膚を突き破った潰瘍の周囲に炎症がある場合もある。
- **ステージ3**：潰瘍が皮下組織にまで及んでいる。骨や腱は露出していない深いくぼみ。
- **ステージ4**：潰瘍が皮下組織の下に広がり，筋肉や骨に浸潤している可能性がある。
- **ステージが判断できない**：潰瘍が壊死した組織で覆われていることが多く，ステージが判定できない状態。

> **全体のケア目標**
> - 褥瘡発生のリスクを探る。
> - 褥瘡の発生を予防し，既に発生している場合は，可能な限り悪化を防ぐ
> - 褥瘡のリスクを軽減するための予防について，家族（もしいれば）に指導する。
> - 滲出液の管理や臭いの除去，関連する痛みへの対処など，褥瘡を適切に治療する。

# トリガー

褥瘡 CAP のトリガーは，褥瘡の改善の可能性に基づいた 2 つのグループでトリガーされる。

◎**改善する可能性が高いトリガー**：褥瘡があり（E1＝1〜5），かつ以下に 5 つ以上あてはまる。

- 過去 3 日間に痛みがない（C1a＝0，1）
- 褥瘡以外の皮膚潰瘍がない（E3＝0）
- 個人衛生に必要な介助が少ない（J2b＝0〜3）
- トイレへの移乗時に介助が少ない（J2e＝0〜3）
- ベッド上の移動時・体位変換時に介助が少ない（J2g＝0〜3）
- 便意をコントロールできる（K3＝0，1）

地域における緩和ケアの対象者の 4％が含まれ，そのうち 81％はフォローアップアセスメント時に褥瘡が存在しなくなった。

◎**改善が困難なトリガー**：褥瘡があり（E1＝1〜5），かつ上記のうち 4 つ以下しかあてはまらない。

地域における緩和ケアの対象者の 7％が含まれ，そのうち 56％はフォローアップアセスメントまでに褥瘡が存在しなくなった。

◎**トリガーされない人**：このグループには，褥瘡のない人も含まれる。

# ガイドライン

### 既存の褥瘡

●**一般的な注意事項**：看取り期が近く，緩和ケアが必要な人は，アセスメント担当者が初めて対応した時点で 1 つ以上の褥瘡がある場合がある。潰瘍が新しく，ステージ 3 または 4 で，特に感染しているようであれば，医師や専門家に相談する必要がある。壊死組織の切除（デブリードマン），膿瘍の排出，抗生物質の投与が必要な場合がある。これらの潰瘍の管理は，他の潰瘍の予防と同様に，常に本人の安楽と余命を考慮しながら行わなければならない。潰瘍があるかどうか，また，潰瘍ができるリスクが特に高い部位があるかどうかを判断するために，まず本人の全身を調べることが重要である。動くと痛みを感じる人は，頻繁に体位を変えることを避けることが多いため，リスクが高い。潰瘍がある場合，その範囲と重症度を記録する必要がある。

### 潰瘍の管理

●**傷の手当て**：傷の手当てには，洗浄，デブリードマン（壊死した組織の除去），膿瘍の排出などが

含まれる。

- ・潰瘍の大きさ，ステージ，滲出液の有無と種類，感染や壊死の有無によって，さまざまな局所ドレッシングや治療がある。一般的に，潰瘍は適切なドレッシング材で覆い，表面の湿潤な環境を維持しながら滲出液を吸収することができる。
- ・かかとによくみられる潰瘍は，感染を伴わない場合，特に看取り期のケアを受けている場合，そのままにしておくことができる場合もある。
- ・適切なドレッシング材や治療は，医師や専門家に相談して決定する必要がある。深い潰瘍の管理には，専門とする医師や看護師によるケアが必要な場合が多い。
- ・ステージ1および2の潰瘍は，適切な治療を受ければ数日で治癒することもあるが，それ以上かかることもある。深く広範囲の潰瘍は，治癒に数週間から数カ月を要することもある。特に看取り期に近い人の場合，最適なケアを施しても治らないこともある。

● **寝具などの工夫**：どのように体圧を軽減できるかを判断するために，ベッドと椅子の座面を工夫することが大切である。温熱パッドやドーナッツクッションは使用せず，マッサージも避ける。皮膚への圧迫を軽減したり取り除いたりするために，さまざまなタイプのマットレスが使用されることがある。潰瘍の予防と治療の両方に使用されるマットレスには，空気で満たされた円柱状の層が一定間隔で縮んだり膨らんだりするものがある。

● **栄養**：高タンパク食（理想体重1kgに対して約1.25gのタンパク質）が潰瘍の治癒を助けるというエビデンスがある。食事療法を行う前に，本人の病状と服用している薬剤を考慮する。たとえば，末期の心臓病，腎不全，重度の肝疾患のある人は，通常，特別な食事療法が必要である。看取り期にある人へのあらゆる可能なケアに言えることであるが，食事は本人の余命と希望を考慮して決定する。

● **痛みと臭い**：潰瘍のなかには，痛みを伴うものと伴わないものがある。潰瘍に痛みがある場合は，適切な痛みの管理が必要である。潰瘍に不快な臭いがある場合は，潰瘍を適切に洗浄し，壊死性物質を取り除くことを検討する。

## 予防

● **皮膚の状態の確認**：褥瘡の有無にかかわらず，褥瘡の発生を予防する必要がある。また，新しい潰瘍をできるだけ早く発見するために，頻繁に（できれば毎日）全身をチェックすることが望ましい。

● **体位変換とポジショニング**

- ・褥瘡予防のために，自分では動けない人は定期的（少なくとも2時間ごと）に体位変換が必要だといわれている。しかし，2時間というエビデンスははっきりせず，在宅で行うのは難しい場合もある。移動の数分前に鎮痛薬を追加投与することが望ましい場合もある。病状により，寝返りを打つことが困難であったり，体位変換が指示されなかったりすることがよくある。
- ・枕を使用した体位変換が有効な場合がある。背筋を伸ばした座位は，特に筋肉量の少ない人にとっては，腰部，臀部，かかとにかかる圧力が増加するリスクがある。
- ・車いすに乗っている人には，可能な限り，15分ごとに体を持ち上げて臀部の位置を変え，圧力のかかる場所を変えるよう伝える。ドーナッツクッションは使用しない。かかとのような組織がほとんどない骨の上に直接圧力をかけるのは避けたほうがよい。
- ・自分で動ける人には静止型マットレス，ベッドで体勢を変えられない人には一定の間隔で膨らんだり縮んだりするエアマットレスが必要で，それによって圧力のかかる場所を変えることができる。

・ベッド上で体を横ずらししてはいけない。スライディングシートを使って，利用者をベッドから持ち上げて移動させる。本人が非常に小柄か，自分で動ける場合を除き，介助者2人で行う必要がある。介護リフトのような器具の使用が体位変換に有用である。
- **失禁**：尿や便の失禁が褥瘡の発生にどの程度関連するかは不明だが，清潔に保つようにする。末期患者のなかには，尿や便が広がるのを抑えるためにパッドを使用したほうが快適に過ごせる人もいる。

### その他の注意点

- 在宅では，ケアチームは，できるだけ褥瘡を予防するために注意深く対応する必要性について，本人と家族の両方と話し合う必要がある。
- 新たな褥瘡が見つかった場合は，治癒を促進し，褥瘡がより大きく深くなるのを防ぐために，専門の看護師や医師と相談することを検討する。

### 参考資料

Brink P, Smith TF, Linkewich B. 2006. Factors associated with pressure ulcers in palliative home care. *Journal of Palliative Medicine* 9:1369-1375.

Eisenberger A, Zeleznik J. 2004. Care planning for pressure ulcers in hospice: The team effect. *Palliative and Supportive Care* 2:283-289.

Ferris FD, Al Khateib AA, Fromantin I, Hoplamazian L, Hurd T, Krasner DL, Maida V, Price P, Rich-Vanderbij L. 2007. Palliative wound care: Managing chronic wounds across life's continuum: A consensus statement from the International Palliative Wound Care Initiative. *Journal of Palliative Medicine* 10:37-39.

Langemo DK, Black J, National Pressure Ulcer Advisory Panel. 2010. Pressure ulcers in individuals receiving palliative care: A National Pressure Ulcer Advisory Panel white paper. *Advanced Skin and Wound Care* 23:59-72.

Poss J, Murphy KM, Woodbury MG, Orsted H, Stevenson K, Williams G, Macalpine S, Curtin-Telegdi N, Hirdes JP. 2010. Development of the interRAI Pressure Ulcer Risk Scale (PURS) for use in long-term care and home care settings. *BMC Geriatrics* 10:67. Available from: www.biomedcentral.com/1471-2318/10/67

Searle C, McInerney F. 2008. Nurses' decision-making in pressure area management in the last 48 hours of life. *International Journal of Palliative Nursing* 14:432-438.

Thomas DR. 2001. Prevention and management of pressure ulcers. *Reviews in Clinical Gerontology* 11:115-130.

Walding M, Andrews C. 1995. Preventing and managing pressure sores in palliative care. *Journal of Professional Nursing* 11:33-38.

執筆者

Knight Steel, MD

Bruce Leff, MD

Gary H. Brandeis, MD

Harriet Finne-Soveri, MD, PhD

John N. Morris, PhD, MSW

Sue Nonemaker, RN, MS

Katarzyna Szczerbińska, MD, PhD

Pauline Belleville-Taylor, RN, MS, CS

# CAP 8　睡眠障害

## 問題

　睡眠に関する問題は，末期患者，特にがん患者に共通する問題である。緩和ケアを受けている人の睡眠関連症状の有病率は約30％と報告されている。このグループにおける睡眠障害は，緩和されていない慢性または急性の痛み，多数の薬剤，うつ，絶え間ない不安，呼吸困難，レストレスレッグス症候群，併存するいくつかの慢性疾患の悪化，膀胱または腸の障害，環境因子，カフェインやアルコールの摂取のタイミングなどの他の状態に関連していると思われる。

　睡眠障害の理由がわかる人もいれば，難しい人もいる。良質な睡眠はQOLの向上を図るうえで重要な課題であり，起きているときをより楽しく過ごすために，進行した疾患のある人にとっては特に重要である。

　不眠症には，睡眠の質的・量的の両方の問題が含まれる。睡眠をとろうとする時間が長い，断片的な睡眠，体力の回復がみられない睡眠，1日のうちで不適切と判断される時間帯の睡眠，不十分な総睡眠時間などがある。したがって，「不眠症」に対処するためには，この言葉が非常に多くの異なるものを意味することから，詳細な病歴の聞き取りをする必要がある。睡眠障害の原因を診断する場合，睡眠検査は役に立つかもしれないが，緩和ケアを受けている場合には適応されることはほとんどない。むしろ，本人の訴えのほうが原因やケアについて検討することに役立つ。

---

**全体のケア目標**
- 睡眠障害の特徴を確認し，理解する。
- 根本的な原因を探る。
- 睡眠障害を軽減する。
- 本人の安楽と機能を最大化する。

---

## トリガー

　睡眠障害CAPでは，2つのグループでトリガーされる。(1) 睡眠障害が改善する可能性が高い，(2) 改善する可能性が低い，である。

### ◎改善する可能性が高いトリガー

- ■睡眠が困難（入眠または睡眠の継続困難，覚醒が早すぎる，眠れない，熟睡できない（C6i＝2〜4)，かつ
- ■以下のうち，2つ以上の可逆的な問題がある。
  - ・1日以上の嘔気（C6g＝2〜4）
  - ・1日以上の嘔吐（C6h＝2〜4）
  - ・1日以上のめまい（C6k＝2〜4）
  - ・過去3日間のうち少なくとも2日間は，1回またはそれ以下の食事である（D2b＝1）
  - ・悲しみ，苦悩，心配した表情が1日以上ある（H1f＝2,3）
  - ・泣く，涙もろくなることが1日以上ある（H1g＝2,3）
  - ・興味をもっていた活動をしないことが1日以上ある（H1h＝2,3）

・人生の喜びを失っているという非言語を含む表現（快感喪失）が1日以上ある（H1j＝2,3）
・形式的（法的）な責任の移譲を終えたと感じていない（I1a＝0）
・状況を受け入れていない（I1c＝0）

地域における緩和ケアの対象者の17%が含まれ，そのうちの78%はフォローアップアセスメントで問題がなくなっていた。

### ◎改善する可能性が中等度のトリガー

■睡眠が困難（入眠または睡眠の継続困難，覚醒が早すぎる，眠れない，熟睡できない（C6i＝2〜4），かつ

■上記のうち，1つもないか，1つしかない場合

地域における緩和ケアの対象者の13%が含まれ，そのうち48%はフォローアップセスメントで問題がなくなっていた。

### ◎トリガーされない人：その他すべて

地域における緩和ケアの対象者の24%が，フォローアップセスメントで睡眠パターンの低下を経験していた。

# ガイドライン

## アセスメント

●**睡眠・覚醒のパターン**：睡眠障害についてできるだけ詳しく説明してもらうことから始める。まず，その人が「眠りが浅い」あるいは「不眠症」という言葉をどういう意味で使っているかを確認する必要がある。典型的な24時間の睡眠・覚醒パターンがどのようになっているか，また，日によって変化があるかどうかを尋ねる。その場合，よいサイクルまたは悪いサイクルをもたらしたと思われる行動や経験を尋ね，対処可能な要因を探す。

●**普段と現在の睡眠パターンの比較**：現在の睡眠パターンが，普段の睡眠パターンとどのように異なるかを尋ねる。それが起こった期間について尋ね，以前にも同様のことがあったかどうかを調べる。過去に同じようなことがあった場合，そのときどのように対処したか，何がよくなったか悪くなったかを尋ねる。

●**睡眠障害**：睡眠パターンについて詳しい情報を得る。入眠，または睡眠の継続が困難と感じているか。不眠症の人は，早く目が覚めてしまい，再び眠ることができない場合があり，時には寝過ぎを訴えることもある。そのため，活動が制限されることがある

●**変化することに対する期待**：緩和ケアを受ける人が経験するどのような症状に対しても言えることだが，成功すると思っているかどうか確認する必要がある。睡眠障害に対処しようとするときの最大の目的は，その人の安楽と機能を長く最大化することである。また，ある人にとっての最善が，別の人にとってそうでない場合もある。

●**身体的症状**：痛み，嘔気，下痢，発汗，レストレスレッグス症候群，夜間痙攣などについて尋ねる。COPDやうっ血性心不全などの慢性疾患がある場合，睡眠障害がその疾患の悪化に伴う二次的なものかどうかを判断するようにする。夜間にトイレに起きる回数や，トイレに行きたくなる回数を尋ねる。

●**抑うつや不安**：部屋が暗くなると考え事をしてしまい，眠れなくなることがある。夜間は，抑うつ

症状や考えがぐるぐる回ることがよくある。一度眠ると目が覚めないという恐怖を感じることもある〔CAP 4「気分」（➡ p.120）を参照〕。

●**薬剤，カフェイン，アルコールの使用**：本人が服用しているすべての薬剤（処方薬と市販薬の両方）を確認する。カフェインを含む飲料の量と，飲んだ時間帯を詳しく教えてもらう。また，睡眠をとるために飲んだアルコールの量とその時間帯についても尋ねる。

## 推奨と介入

睡眠障害の原因は1つだけではない可能性があるため，複数の推奨や介入を行うことが望ましい場合がある。

●**環境**：睡眠障害にどのように対処するのが最善かを考えるとき，まず環境要因について尋ねるのが得策である。騒音，高すぎる・低すぎる室温，においなどが不眠の原因となることがある。また，ベッドや布団がその人にとって快適であるかどうか，寝具の交換が適切かどうかも確認する必要がある。

●**睡眠の促進**：睡眠を促す行動は，人によっては有効な場合がある。たとえば，規則正しい睡眠習慣を勧め，できれば日中の昼寝を避け，カフェインを含む飲料を全く飲まないことを検討する。ベッドや布団は快適で，十分な寝具があることを確認する。衣服も快適であるべきで，大きな音には対処する必要がある。食事のパターンを変えることも有効である。たとえば，1日のうちで主たる食事をする時間を早めたり，遅くしたりする。毎晩リラックスできる音楽を聴くなど，就寝前の習慣をつけることも有効である。就寝時に優しくマッサージをするのも効果的かもしれない。病状と余命を十分に理解したうえで主治医と相談し，穏やかな運動を検討することもまれにある。

●**痛み**：痛みは，看取り期における不眠のよくある原因である。時には，ベッド上での体勢が痛みの一因となることもある。この場合，枕を適切に配置することで対処できる場合がある。多くの場合，痛みを防ぐための薬を処方する必要がある。睡眠障害を解決するためには，服薬のタイミングが特に重要である〔CAP 6「痛み」（➡ p.129）を参照〕。

●**抑うつと不安**：抑うつや不安に対処する必要がある場合もある。介護にかかる費用や家族の将来的なニーズについて話し合うことが，不眠症の人の役に立つこともある〔CAP 4「気分」（➡ p.120）を参照〕。

●**失禁**：失禁が原因の場合は，尿を素早く吸収する特殊なパッドをベッドに使用することを検討する必要がある。寝る直前にトイレに行く。便秘や不規則な排便の場合，食物繊維のサプリメントを使用することで排便の習慣をつけるなど，効果的なこともある。尿閉があり，頻繁にトイレに行きたがる場合には，留置カテーテルが役立つことがある。外部（コンドーム型）カテーテルの採尿器は，日中簡単に装着でき，取り外すこともできるため，男性に有用である。膀胱の炎症に効く薬もある。

●**薬物療法**：睡眠を促す薬物療法が推奨されることがある。頓用の場合や毎晩決まった時間に服用することもある。その人の病状や服用中の他の薬を考慮したうえで，どの薬が最適かを検討する。

●**家族介護者**：睡眠障害が介護者にどのような影響を与えるかを考える。本人が頻繁に目を覚ますようであれば，家族にとって非常に疲れることもある。また，短時間の無呼吸を見てしまうことは，家族にとって特にストレスになることがある。

## 参考資料

Hugel H, Ellershaw JE, Cook L, Skinner J, Irvine C. 2004. The prevalence, key causes and management of insomnia in palliative care patients. *Journal of Pain and Symptom Management* 27:316-321.

Hultman T. 2006. It's not too late: Insomnia research and palliative care. *Journal of the American Psychiatric Nurses Association* 12:257-261.

Kvale EA, Shuster JL. 2006. Sleep disturbance in supportive care of cancer: A review. *Journal of Palliative Medicine* 9:437-450.

Mercadante S, Girelli D, Casuccio A. 2004. Sleep disorders in advanced cancer patients: Prevalence and factors associated. *Support Care Cancer* 12:355-359.

Sela RA, Watanabe S, Nekolaichuk CL. 2005. Sleep disturbances in palliative cancer patients attending a pain and symptom control clinic. *Palliative and Supportive Care* 3:23-31.

執筆者

Gunnar Ljunggren, MD, PhD

Karin Olson, RN, PhD

Trevor Frise Smith, PhD

Knight Steel, MD

John P. Hirdes, PhD

John N. Morris, PhD, MSW

## 《interRAI Instrument and Systems Development Committee》

John N. Morris, PhD, MSW ［委員長］

Katherine Berg, PhD, PT

Magnus Björkgren, PhD

Anja Declercq, PhD

Harriet Finne-Soveri, MD, PhD

Brant E. Fries, PhD

Dinnus Frijters, PhD

Len Gray, MD, PhD

Jean-Claude Henrard, MD

John P. Hirdes, PhD

Gunnar Ljunggren, MD, PhD

Trevor Frise Smith, PhD

Knight Steel, MD

Katarzyna Szczerbińska, MD, PhD

Eva Topinková, MD, PhD

## 《interRAI Palliative Care (PC) Assessment Form and User's Manual Version 9.1》

Trevor Frise Smith, PhD ［Chair］

Knight Steel, MD

Brant E. Fries, PhD

John N. Morris, PhD, MSW

Pauline Belleville-Taylor, RN, MS

Nancy Curtin-Telegdi, MA

Dinnus Frijters, PhD

John P. Hirdes, PhD

Gunnar Ljunggren, MD, PhD

Katharine M. Murphy, PhD, RN

Sue Nonemaker, RN, MS

Terry Rabinowitz, DDS, MD

Miel Ribbe, MD, PhD

Eva Topinková, MD, PhD

### 謝辞

　本書に掲載されている資料の作成にあたり，以下の組織および個人の方々のご協力に感謝する。

・The Institute for Aging Research (IFAR) at Hebrew Senior Life, Boston, MA, USA

・Homewood Research Institute, Guelph, ON, Canada

・Ontario Community Care Access Centre case managers: Lorraine Partanen (Thunder Bay), Rebecca Roy (Guelph), Lorraine Martelli-Reid (Hamilton), Maureen Brown (Hamilton), Kim Farrow (Hamilton), and Judy Devitt (Waterloo)

　これらのケースマネージャーは，緩和ケアを受ける利用者との幅広い実務経験を持ち，本書の中で使用されている事例の作成に寄与していただいた。

　また，Diana Drascic（Grand River Hospital, Kitchener, Ontario）も病院緩和ケアプログラムの代表として参加していただいた。

## 《interRAI Palliative Care Clinical Assessment Protocols (CAPs) Version 9.1》

Knight Steel, MD ［Co-Chair］

Trevor Frise Smith, PhD ［Co-Chair］

John N. Morris, PhD, MSW

Shannon Freeman, MSc

John P. Hirdes, PhD

Nancy Curtin-Telegdi, MA

## 総合的健康情報システム

　インターライは，高齢者・虚弱者・障がい者のヘルスケアの改善に取り組む実務者と研究者の非営利の国際的ネットワークである。我々の目標は，さまざまなヘルスケアと社会サービスの場において，利用者の特性や予後に関する質の高いデータの収集・分析を通じて，根拠に基づいたケアの提供および政策決定を促進することである。

　インターライの各アセスメントツールとその利用は，それぞれ特定の利用者に合わせて開発されているが，それらを相互に活用することによって，国際標準に沿った総合的健康情報システムを構築するように設計されている。インターライは，各ツールにおける評価方法において，最高の質を維持している。各アセスメントツールは，信頼性と妥当性が検証された項目・評価測定・アセスメント指針・ケースミックス（支払のための利用者分類）・質の評価指標が開発されている。


## インターライの各版

　interRAI Palliative Care（PC）*
　interRAI Check-Up（CU）
　interRAI Community Health Assessment（CHA）
　interRAI Home Care（HC）
　interRAI Long-Term Care Facilities（LTCF）
　interRAI Post-Acute Care and Rehabilitation（PAC-Rehab）
　interRAI Acute Care（AC）
　interRAI Acute Care for Comprehensive Geriatric（AC-CGA）
　interRAI Mental Health（MH）
　interRAI Community Mental Health（CMH）
　interRAI Child and Youth Mental Health（ChYMH）
　interRAI Child and Youth Mental Health and Developmental Disability（ChYMH-DD）
　interRAI Child and Youth Mental Health Screener（ChYMH-S）
　interRAI Self-Reported Quality of Life - Child and Youth Mental Health（QOL-ChYMH）
　interRAI Pediatric Home Care（PEDS-HC）
　interRAI Intellectual Disability（ID）
　interRAI Brief Mental Health Screener（BMHS）
　interRAI Emergency Screener for Psychiatry（ESP）
　interRAI Emergency Department Contact Assessment（ED-CA）
　interRAI Contact Assessment（CA）
　interRAI Self-Reported Quality of Life（QOL）
　interRAI Self-Reported Carer Needs（SCaN）
　interRAI Community Paramedicine Contact Assessment（CPCA）
　interRAI Early Years（EY）
　＊は本書に収録

　インターライシリーズは，複数の言語で冊子及び電子形式にて提供されている。より詳細な情報は，インターライホームページ www.interRAI.org を参照されたい。